人工关节**快优康复**画册

（第二版）

翁习生 主编

中国协和医科大学出版社

图书在版编目（CIP）数据

人工关节快优康复画册 / 翁习生主编 . —2 版 . —北京：中国协和医科大学出版社，2018.7
ISBN 978-7-5679-1118-5

I.①人… II.①翁… III.①人工关节 – 关节疾病 – 外科手术 – 康复 – 画册 IV.①R687.4-64

中国版本图书馆 CIP 数据核字（2018）第 129781 号

人工关节快优康复画册（第二版）

主　　编：翁习生
责任编辑：戴申倩
图文编辑：肖　刻　李　莹　邱戴梦玉
绘　　图：肖　刻　李　莹　刘超瑞　邱戴梦玉

出版发行：中国协和医科大学出版社
　　　　　（北京东单三条九号　邮编 100730　电话 65260431）
网　　址：www. pumcp. com
经　　销：新华书店总店北京发行所
印　　刷：北京雅昌艺术印刷有限公司

开　　本：889×1194　1/20 开
印　　张：8
字　　数：110 千字
版　　次：2018 年 7 月第 2 版
印　　次：2018 年 7 月第 1 次印刷
定　　价：65.00 元

ISBN 978-7-5679-1118-5

（凡购本书，如有缺页、倒页、脱页及其他质量问题，由本社发行部调换）

主编介绍

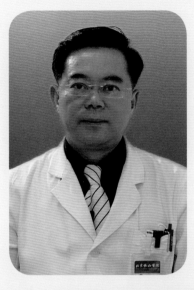

翁习生

北京协和医院骨科主任
主任医师、教授、博士生导师
中华医学会骨科分会副主任委员
中华医学会骨科分会骨质疏松学组组长
中国医师协会骨科分会副会长
北京医学会骨科分会副主任委员
北京医学会关节外科学组组长
国家 863 重大专项课题首席专家
国家百千万人才工程专家
享受国务院特殊津贴

翁习生教授长期从事骨科临床、科研、教学工作，擅长各种骨科疾病的诊治，尤其是关节疾病及骨科疑难病例的治疗。

对复杂人工关节手术及其并发症的处理、人工关节翻修手术、骨关节炎、股骨头坏死、先天性髋关节发育不良、类风湿性关节炎、强直性脊柱炎、血友病性关节炎等疾病的外科治疗有着丰富的经验和深入的研究。

对人工关节手术的围术期管理和康复训练进行了广泛深入的研究，建立了科学有效的理论体系和指导方法。

积极致力于骨关节保健知识的宣传和骨科疾病的科普，为人民健康事业做出了积极有益的贡献。

谨以此书献给千千万万的骨关节病患者。祝愿他们早日康复！

长志

前言

　　人工关节手术要想取得良好的效果，既需要精湛的手术技术，又需要科学的康复训练，二者缺一不可。

　　要知道，世界上并不是只有唯一一套正确的康复训练方法。只要能获得良好的效果，又简便易行，那就是好方法。相反，有的方法虽然理论性很强，但在实践中缺乏具体的指导，推广价值有限。

　　本书介绍的康复训练方法，经过了笔者多年的临床病例实践检验和改进优化，效果很不错，可以造福于全国乃至全世界的患者。

　　本书区别于其它康复类图书的最大特点是图文并茂，以图画为主，简单易懂，患者朋友们可以自己边读边练，也可以把这套方法与您的主治医生的方法结合起来。医生同仁们也可以用这套方法来指导患者康复。

　　大家知道，医院门诊常人满为患，很多时候医生面对一位患者只有三五分钟时间，这个现象非常普遍，这也是不争的事实。人工关节手术对患者及其家庭来说是一件大事，往往有很多问题要问，但实际上很多时候在整个就医过程中都很难得到充分解答。要想找一位专家来耐心解释所有问题就更难了。

　　为了解决这些难题，笔者在本书中不仅介绍了快优康复的内容，还介绍了常见关节疾病及手术相关的注意事项，还回答了门诊和住院患者对于髋、膝人工关节手术的常见疑问。

　　本书还有一个重要作用，就是为医生已建议其做人工关节手术、但还在犹豫的患者朋友们答疑解惑。通过阅读本书，可以了解到人工关节可以带来哪些好处，手术后能恢复到什么程度，又有哪些可能的风险。此书在手，便不需要盲目地去网上搜索很多不知真伪的信息了。

　　最后，衷心祝愿您早日康复！

2018 年 6 月　于北京

第一版前言

髋膝关节成形术（也称为人工髋膝关节置换术）已有半个多世纪的历史，其安全性和有效性得到了广大患者和学界的全面认可，在全世界范围内已经帮助数以千万计的患者解除了病痛的折磨。

髋膝关节成形术不同于别的骨科手术，它是精湛的外科手术和精密的人工关节产品相结合的产物，不仅要求手术医生具备高超的手术技术和丰富的手术经验，而且要求患者在术后进行科学的康复训练，才能达到恢复关节功能、提高生活质量的目的，两者缺一不可，也只有这样才能保证手术后的关节用上数十年甚至终身。

就我个人的知识和经验，目前国内外（尤其是国内）尚缺乏一本行之有效的康复训练指导手册。已出版的为数不多的该类书籍多侧重理论阐述，实际指导作用不强，而且大多都是以文字形式表现出来，往往也难以适应老年人阅读。

为此，我们结合国内外文献和我个人多年临床工作中的体会，编纂

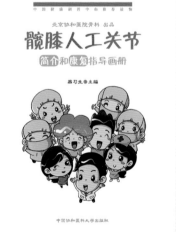

这本画册，主要是突出其可读性和实用性，不仅对患者中普遍存在的常见疑问予以解答，并且以漫画的形式介绍了髋膝关节疾病知识、手术原理、手术注意事项、住院流程和康复训练方法等，饶有趣味，又不失科学严谨。为此，特向您推荐此书，希望它能够像一位权威的私人医生一样时刻陪伴在您的身边，帮助您更好更快地康复。

2015 年 1 月 于北京

第一版

目录

第三章 膝关节篇

第四章 手术前后的相关信息

后记

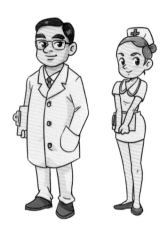

医生和护士

- 经验丰富，医术高超
- 责任心强
- 待患者如亲人

阿辉

- 家里的顶梁柱
- 髋关节疼痛
- 走路一瘸一拐

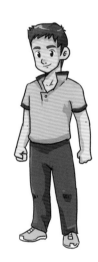

王阿姨和女儿

- 王阿姨膝关节疼痛难忍
- 女儿带母亲寻医问药

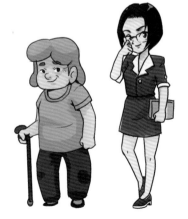

第一章

人工关节介绍

导言

当提到人工关节，很多人会觉得很神秘。那么，我们就来为您进行解密。

人工关节的作用是治疗严重的终末期关节疾病，解除患病关节的疼痛、矫正畸形、重建受损的关节面，从而获得无痛、稳定、有较好功能的关节。

现代人工关节诞生于 20 世纪，是人类医学史上最成功的发明之一。如今，美国的髋膝人工关节手术量每年可达 100 万例，我国每年可达 50 万例。随着老龄化社会的到来和社会医疗保障水平的提高，这一数字还将不断上升。

目前，人工关节可以应用在全身很多关节，如膝、髋、踝、肩、肘、指 / 趾、椎间盘等。其中，应用最为广泛和成熟的，还要属人工髋关节和人工膝关节。

人工关节一览

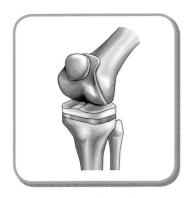

人工膝关节

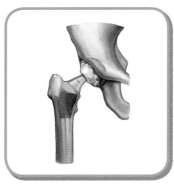

人工髋关节

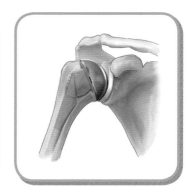

人工肩关节

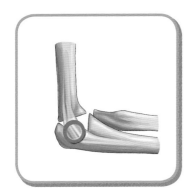

人工肘关节

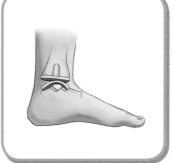

人工踝关节

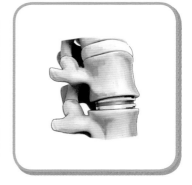

人工椎间盘

人工髋关节的构造

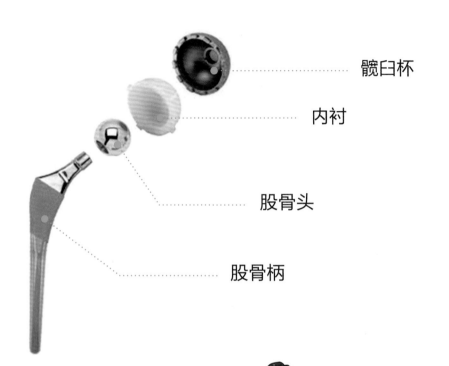

髋臼杯

内衬

股骨头

股骨柄

专家有话说

　　人工髋关节的部件有许多不同的种类，其中人工股骨头有陶瓷的、钴铬钼合金的和黑晶的；股骨柄有长柄、短柄、生物型、骨水泥型、组配式等；内衬的材料有陶瓷、超高分子量聚乙烯，等。

　　它们的选择具有很强的专业性，需要医生根据患者的具体情况和经验来进行选择，并与患者进行沟通。

人工膝关节的构造

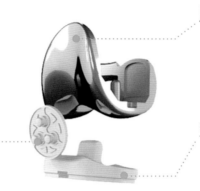

股骨髁组件

髌骨组件
（选择性）

垫片

胫骨平台组件

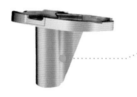

专家有话说

　　目前，人工膝关节的种类可分为保留／不保留后交叉韧带、固定／活动平台垫片、生物型／骨水泥固定型，等。

　　国人因为髌骨的直径、厚度均较西方人小，所以我国人工膝关节手术很少置换髌骨。很多研究表明，是否置换髌骨对膝关节的功能没有明显影响。

人工关节的材料

经常有患者好奇，人工关节到底是什么材料做的？我们就以人工髋、膝关节为例来进行说明。

一、主体部件

人工髋关节的股骨柄、髋臼杯以及人工膝关节的胫骨平台托一般都由钛合金制成。

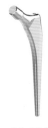
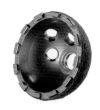
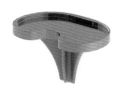

股骨柄　　　　　　　髋臼杯　　　　　　　　胫骨平台托

钛合金由钛和少量其它金属元素（如铝、钼、钒、铬、硅、锆、锡等）组成。钛合金耐蚀性好、耐热性高、强度高、质地轻盈，被誉为"航天金属"，在工业上主要用于制造飞机发动机部件以及火箭、导弹和战斗机的结构件。

钛合金的硬度和弹性跟人的骨头比较相近，既不会因为太硬而压坏骨头，也不会因为太软而支撑不住，其在人体内的安全性也经过了实验验证，因此被用来制造人工关节。钛合金的冶炼加工技术要求很高，价格昂贵，这也是人工关节价格较贵的原因之一。

二、人工关节与骨的接触面

人工关节与骨的接触面对于人工关节的牢固固定非常重要，其固定方式分为生物型和骨水泥型两种。所谓生物型，指的是通过患者自身的骨头长入假体来达到固定的作用；而骨水泥型指的是用骨水泥把假体"粘在"骨头上。

当然，精确截骨和处理软组织平衡以及正确放置人工关节才是中远期稳定性的根本保障。

1. 人工髋关节的固定

大部分人工髋关节的早期稳定性主要是通过假体与骨骼的紧密卡压镶嵌来实现，中远期稳定性依靠骨骼与假体之间的骨长入来获得。少数情况下人工髋关节也用骨水泥固定。

为了使骨组织快速而牢固地长入假体表面，假体表面普遍采用先进的涂层技术，包括羟基磷灰石涂层、骨小梁金属涂层、微小钛珠或喷砂粗糙面技术等。

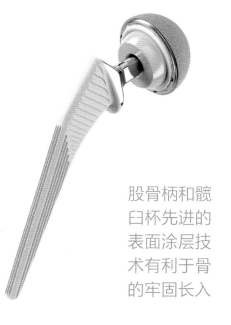

股骨柄和髋臼杯先进的表面涂层技术有利于骨的牢固长入

2. 人工膝关节的固定

人工膝关节的稳定性主要通过在骨头和假体之间涂抹"骨水泥"获得。这种骨水泥可不是建筑工地上的那种水泥，而是一种化学名为"聚甲基丙烯酸甲酯"（简称 PMMA）的聚合材料，其化学性质稳定，生物相容性好，固定效果好，应用于骨科手术已有 60 年以上的历史。如今，通过骨长入来进行固定的带有表面涂层设计的人工膝关节也越来越多。

三、摩擦界面

人工关节的人造关节面之间会相互摩擦，其磨损性能的好坏是决定人工关节使用年限的核心因素之一。

1. 钴铬钼合金

金属材质的人工股骨头和人工膝关节的股骨髁部件多采用钴铬钼合金。钴铬钼合金以钴作为主要成分，还含有一定量的铬、钼和少量的镍、碳等元素。钴基合金在工业上用于制造超硬切削工具；考古人员在秦陵挖掘出土的宝剑，锋利无比，原因正是因为剑锋上覆盖了一层铬；钼更是制造坚硬的坦克装甲所需的金属材料。因此，钴铬钼合金十分耐磨。

 人工髋关节中的钴铬钼合金股骨头

 人工膝关节中的钴铬钼合金股骨髁

2. 超高分子量聚乙烯

为了兼具耐磨性和缓冲性，人工膝关节的胫骨平台垫片由特殊的聚乙烯制成。这种聚乙烯并非生活中的那些普通塑料，而是经过特殊处理的高交联超高分子量聚乙烯，具有摩擦系数小、机械强度高、耐磨、抗蠕变等特性。人工髋关节的髋臼杯内衬也可选用这种聚乙烯材料。

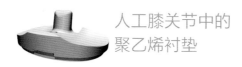
人工膝关节中的聚乙烯衬垫

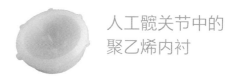
人工髋关节中的聚乙烯内衬

3. 陶瓷

目前，先进的人工髋关节摩擦界面多选用陶瓷对陶瓷或陶瓷对聚乙烯。人工关节所用的陶瓷材料，并不是生活中的用黏土烧制而成的那种陶瓷，而是由 80% 氧化铝、17% 氧化锆和 3% 氧化锶精确复合而成的具有良好韧性的高强度材料。

第一代人工关节陶瓷发明于 1974 年。第二代发明于 1988 年。第三代陶瓷（俗称黄陶）从 1994 年使用至今，磨损率极低。第四代陶瓷于 2003 年开始用于临床，不但比第三代陶瓷更耐磨（每年只磨损 5 微米），还具有极强的抗碎裂韧性，被俗称为"粉陶"。也有陶瓷材质的人工膝关节，可以用于罕见的对金属过敏的患者。

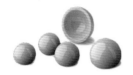

人工髋关节
中的陶瓷股
骨头和内衬

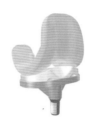

陶瓷人工膝关节

4. 黑晶

　　近年来，材料学家们把黑晶用于制造人工关节，既保留了陶瓷耐磨的特性，又具备了合金不易碎裂的特性。黑晶是一种超高强度合金，其表面的黑色不是涂层，而是氧化层。苏联曾研究使用何种材料来制造核反应堆的外壳，既能耐高温，又具有高硬度和高强度，还能有很强的抗腐蚀性，最终选择了金属锆加入少量铌构成的锆铌合金来担负这项重任。由于锆铌合金在高温氧化后呈亮黑色，因此人们又称之为黑晶。

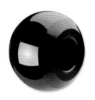

黑晶材质的
人工股骨头

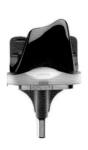

黑晶人工膝关节
被称为人工膝关
节中的"豪华版"

人工髋关节的发展

　　人工髋关节手术被公认为外科领域最重要和最成功的发明之一，因为它彻底改变了髋关节病变的治疗策略和治疗效果。据估计，目前我国每年进行约 30 万例人工髋关节手术。从一百多年前的第一次尝试到逐渐成熟，人工髋关节手术的发展历程充满了一次又一次激动人心的创造。

1891 年

德国Themistocles Gluck教授用象牙制成股骨头和髋臼。

1938 年

美国Smith Petersen 教授用钴铬钼合金制成与股骨头外形匹配的、模拟髋臼外形的杯状物，用于治疗患者。

1956 年

英国医生George McKee研制的金属对金属摩擦界面的人工全髋关节假体问世。

20 世纪 80 年代至今

假体的类型不断丰富，摩擦界面、表面涂层等不断改进。

20 世纪 70 年代

瑞士医生Maurice E Muller教授（John Charnley的学生）用大直径头增加了人工髋关节的稳定性。

20 世纪 60 年代

英国John Charnley 爵士研制了现代意义的人工髋关节。骨科同仁们尊称他为现代人工髋关节之父。

人工膝关节的发展

19 世纪 60 年代

Verneil 医生等尝试使用软组织充当间隔物来重建关节面。猪膀胱、尼龙、阔筋膜、髌前滑囊、甚至是玻璃纸都被尝试用来充当关节面，然而效果令人失望。

20 世纪 40 年代

Campbell 医生使用镶嵌在股骨端的金属间隔物进行"半膝人工关节"手术。

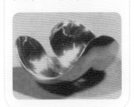

1963 年

应用于人工关节的超耐磨的高分子量聚乙烯被发明。

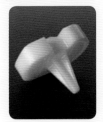

1971 年

现代"骨水泥"获得美国食品药品监督管理局（FDA）批准。

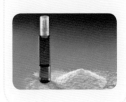

1980 年至今

在前期基础上，此后的三四十年，医学家和工程师们继续对人工膝关节做了很多改进，人工膝关节已成为多学科技术交融的高科技产品。

1974 年

美国 Insall 医生首次设计出包含髌骨部件的人工全膝关节。

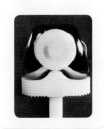

1973 年

英国 Freeman 医生改进了前人的设计，使用骨水泥材料进行关节表面置换，并提出了膝关节假体的设计目标。他提出的这些目标至今仍然具有指导意义。

1971 年

加拿大 Gunston 医生设计出独具匠心的人工膝关节，股骨髁滑轮可在胫骨侧的轨道中自由滑动。

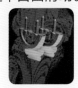

13

缅怀大师

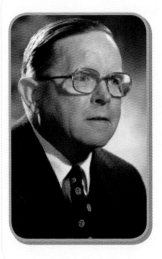

现代人工髋关节之父
John Charnley 爵士（1911–1982）

1962 年，英国骨科医生 John Charnley 教授发明了现代人工髋关节。由于其突出贡献，1977 年他受到英国女王接见，加封为爵士。

John Charnley 爵士于 1911 年出生于英国伯里。他曾在第二次世界大战中参加过著名的敦刻尔克大转移，并在埃及开罗开设骨科医院救死扶伤。为了探索减少感染的方法，他曾毫不犹豫地在自己身上注射药物进行实验。

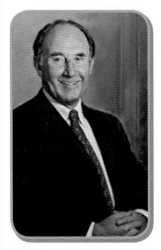

现代人工膝关节的集大成者
John N. Insall 教授 （1930–2000）

John N. Insall 教授出生于英国伯恩茅斯，后在美国纽约特种外科医院工作（美国最权威的骨科专科医院），取得了卓越成就。从 1974 年起，Insall 教授研制的现代人工膝关节以及后续的一系列改进工作取得了巨大成功，造福了万千患者，在全世界获得了普遍赞誉。

翁习生教授谈——人工髋膝关节的总结和展望

人工髋、膝关节置换是世界范围内广泛应用的手术，它为数以千万计的患者解决了关节病痛，恢复了功能，大大提高了生活质量。

随着关节假体材料的不断改进、制造工艺流程的优化和手术技术的日臻完善，现代人工髋、膝关节的使用寿命大大延长。

目前人工髋关节的正常使用年限可达 40~50 年之久，甚至更长，而人工膝关节的正常使用年限也远远超过 20 年。如确实因某种原因发生问题，还可以重新置换，我们医学上称之为翻修术。

但人工关节置换术又不同于其它外科手术，做完这类手术以后，要以恢复关节功能为目的，所以术后一定时间内要安全与科学地锻炼，否则将难以实现其理想的功能。

当然，人工关节置换手术与其它外科手术一样，也需要特别注意围手术期处理和并发症预防，特别是近年来加速康复外科（ERAS）理念的普及，人工关节的手术效果与病人的满意度大大提高。

本人认为，未来人工关节的进步主要依赖于材料科学、机器人辅助外科技术的精准实施及个体化的康复方案的研究进展，从而进一步提高人工关节假体的使用寿命和发挥良好的功能。

我的笔记

第二章

髋关节篇

导言

髋关节是人体躯干和下肢的枢纽。股骨头在髋臼窝里自由转动，就像捣药的捣臼。

有很多疾病都会侵犯髋关节，引起疼痛、关节活动范围受限、走路跛行，甚至无法行走。

人工髋关节手术是治疗髋关节终末期疾病最有效的方法。

那么，疾病到了什么程度需要做人工髋关节手术呢？又有哪些注意事项呢？

接下来就为您详细介绍。

患者阿辉的故事

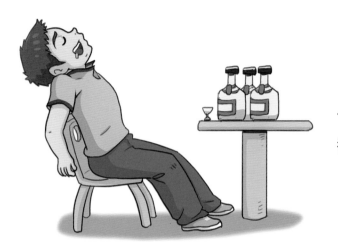

阿辉今年 40 岁，十几年来，他几乎每天都喝好几两白酒。

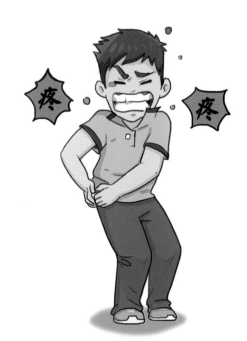

最近一年多，他感到髋关节疼痛，并且越来越厉害，后来到医院一检查，发现得了股骨头坏死。

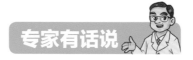

专家有话说

　　长期使用糖皮质激素、髋部创伤、长期大量饮高度酒是股骨头坏死的三大诱因。还有一部分找不到明显诱因，称为特发性股骨头坏死。

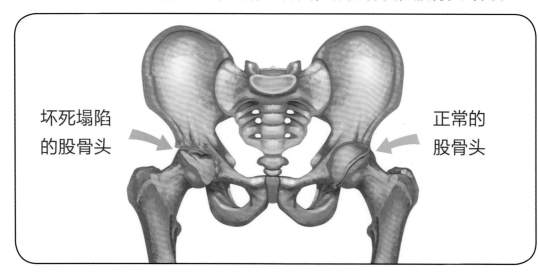

坏死塌陷
的股骨头

正常的
股骨头

　　股骨头坏死早期大多表现为髋部疼痛，但也有一小部分患者表现为膝关节疼痛。如果发现得早，通过减轻负重和口服药物，可以延缓疾病发展，一部分患者甚至可以治愈。对于存在囊性变、但外形还没有塌陷的股骨头，微创髓芯减压植骨术对大部分患者有较好的治疗效果。如果股骨头已经塌陷，髋关节功能严重受限，髋关节持续疼痛，就需要通过人工髋关节手术来治疗。

一些中成药可以延缓或治愈
部分早期的股骨头坏死

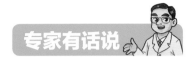

专家有话说

随着髋关节假体的不断进步，手术适应证逐渐拓宽，手术患者由过去的大约 60 岁 ~75 岁逐步扩大到 18 岁 ~100 岁。

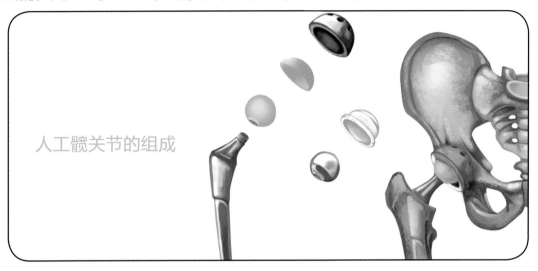

人工髋关节的组成

摩擦界面的选择与假体寿命密切相关。目前主要有陶瓷对聚乙烯、陶瓷对陶瓷、金属对聚乙烯，等。

其中，陶瓷对聚乙烯应用较为广泛，性价比相对较高；陶瓷对陶瓷磨损率极低，对手术技术要求较高；金属对聚乙烯由于其早中期稳定性良好，仍然应用较为广泛。

对于年轻人，倾向于选择陶瓷对陶瓷摩擦界面，可以有更长的使用年限，有很大可能可以避免第二次翻修手术。对于日常活动较少的老年人，尤其是对手术耐受力较差的老年人，可以选用金属对聚乙烯，或是仅进行股骨头置换。

常见问题

医生，人工髋关节手术风险大吗？

手术很安全，技术成熟，风险相对较小。

人工髋关节可以用多少年呢？

只要手术技术过关，术后不感染、不摔坏了，陶对陶的用四五十年以上没问题。

那发生感染的风险有多大呢？

感染风险很低，目前低于百分之一。

需要住几天院呢？

一般术前住院1~2天，术后住院3~5天。

手术后多久能完全恢复呢？

术后一两天就能扶拐下地活动，然后经过一两个月的康复训练就能恢复正常生活。

23

翁习生教授谈——手术时机

做完人工髋关节手术后，患者的关节功能和生活质量可以得到立竿见影的改善。尽管如此，有一部分患者在手术前总有一个疑问和担心：我现在才二三十岁，如果现在就做了手术，那么几十年以后很可能还要做第二次翻修手术，这……

其实，这个问题不难回答。首先，人工髋关节的手术指征，决不能盲目地扩大化。是否需要手术，一定要掌握一个核心原则：髋关节疾病严重折磨着患者的身心，而正规的保守治疗又无效。医生之所以建议一个年轻患者做人工髋关节手术，肯定是因为他的髋关节疾病已经到了终末期，对生活和工作影响很大。这种时候，就没有必要再让青春年华被疾病所耽误，硬要咬着牙拖几年再做是不明智的。

其次，在过去，受人工关节制造材料的限制，假体的使用年限比较短，因此主要建议老年人做这种手术。如今，人工髋关节的材料和制造工艺有了长足进步，很多人一次手术后足够终生使用。老观点应该更新了。

翁习生教授谈——手术入路

目前，对于人工髋关节的手术入路，全世界范围内多采用"后外侧入路"、"前外侧入路"以及比较新的以"直接前入路"为代表的微创入路。

长期随访结果表明，上述这些手术入路的远期效果都是一样的，而直接前入路在术后短期内的脱位风险可能更小。

手术用什么入路，是由医生决定的。那么，作为患者应该怎样来看待这个问题呢？首先，人工关节手术最核心的问题是要精确放置假体，用哪种入路其实都是殊途同归，关键在于医生要用他最熟练的入路来完成手术，这对患者来说无疑才是最好的。第二，作为患者不要去盲目追求微创入路，如果因医生对新的入路不熟悉而造成术中骨折或神经损伤等，反而得不偿失。另外，微创入路也不适合比较复杂的情况，能回旋的余地相对也比较小。

总之，根据每个患者的病情，医生选择最得心应手、最适合患者情况的入路就对了。

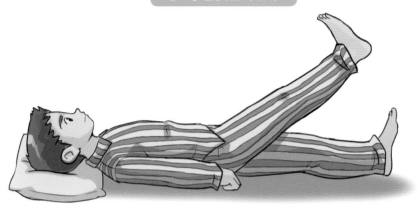

手术前的训练

直腿抬高

- 手术前就要进行直腿抬高训练，有利于术后快速康复。

- 平躺，腿伸直，勾脚，抬起一条腿。

- 大腿和床面呈 30°～40°（相当于脚后跟离床 2 只脚的高度）。

- 腿酸了就慢慢放下来。

- 不要放得太快，慢慢放下去的过程也是在练习肌肉力量。

- 两腿交替练习。

- 每天 5~6 次，每次 5~10 分钟。

Tips

手术前买好双拐和坐便椅。

术后的体位

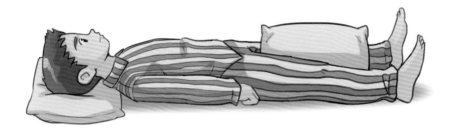

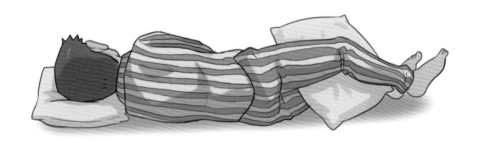

- 术后当天在双腿间夹个枕头。

- 侧卧时，当手术腿在上时，也要夹枕头。手术腿在下则不用夹。

- 术后第一天起，白天平躺时不用夹枕头，晚上睡觉时夹上。

- 术后半个月以上就不用夹了。

- 如果是直接前入路，术后可以不必夹枕头。

术后当天

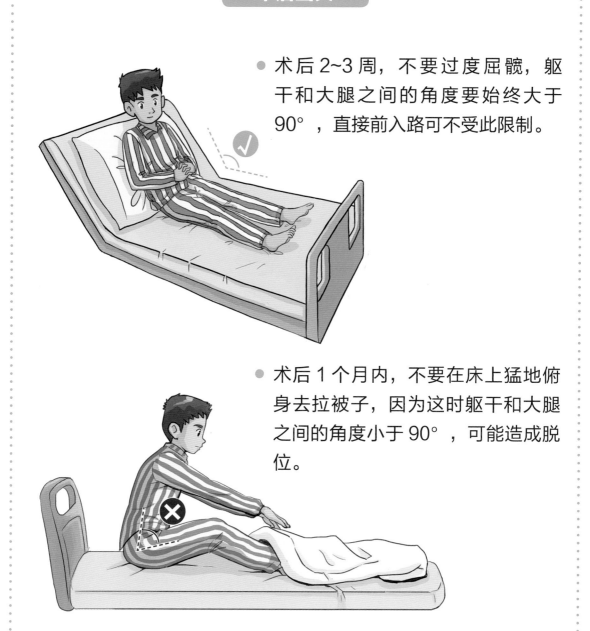

● 术后 2~3 周，不要过度屈髋，躯干和大腿之间的角度要始终大于 90°，直接前入路可不受此限制。

● 术后 1 个月内，不要在床上猛地俯身去拉被子，因为这时躯干和大腿之间的角度小于 90°，可能造成脱位。

术后当天

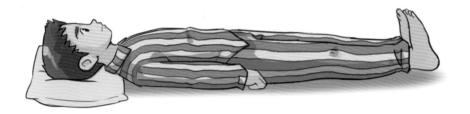

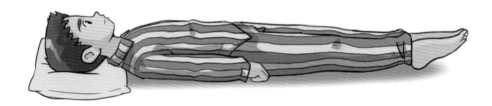

踝泵训练

- 勾脚，保持 5 秒。再绷脚，保持 5 秒。反复循环。

- 每隔半个小时左右就做一两分钟。

术后当天

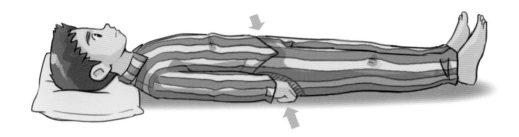

夹臀训练

- 臀部肌肉收缩，夹住屁股。

- 保持 10 秒左右，再放松。

- 休息两三秒后，接着再做。

- 练到臀部肌肉发酸就休息一会儿。

- 每小时累计做 5 分钟左右。

术后第1天

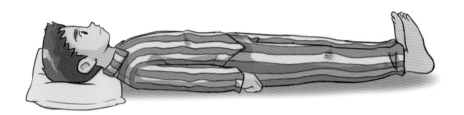

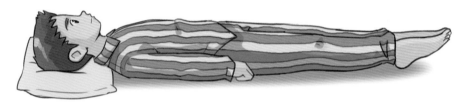

踝泵训练

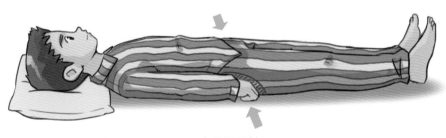

夹臀训练

巩固训练

● 踝泵训练和夹臀训练都继续做，方法和频率同前。

术后第1天

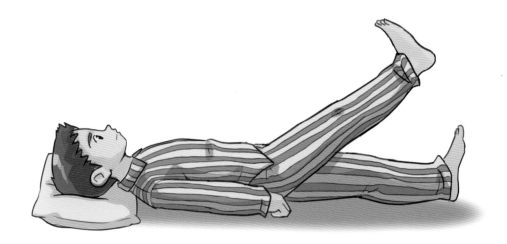

直腿抬高

- 腿伸直，勾脚，抬起一条腿。

- 尽量让大腿和床面呈 30°～40° 左右。

- 感到酸胀后再尽量坚持 3~5 秒，然后慢慢放下来。

- 两腿交替练习。

- 每小时累计练 5 分钟左右。

- 即使一开始做不到标准动作也要不断尝试练习。

术后第 1 天

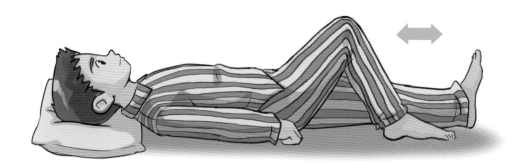

滑移屈髋屈膝

- 脚跟始终贴着床面。

- 脚来回慢慢滑动。

- 滑动过程中脚尖始终冲着正前方，不要旋转。

- 向回滑动时，尽量让脚后跟去贴近屁股。

- 屈髋达到最大时，保持 3~5 秒，再继续滑动。

- 每小时累计做 5 分钟左右。

术后第1天

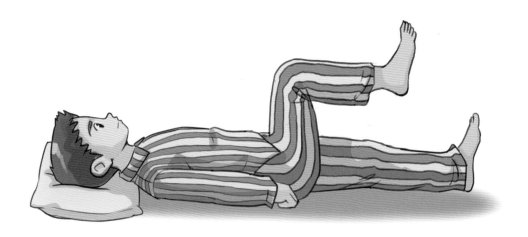

抬腿屈髋屈膝

- 膝盖弯曲，抬起腿来。

- 尽量屈髋到 90°，但不能超过 90°。

- 脚尖冲着天花板，不要旋转。

- 弯到最大时保持 3~5 秒，然后慢慢放下去。再重复进行。

- 即使一开始屈不到 90°，也要尽量尝试。

- 每小时练 5 分钟左右。

术后第 1 天

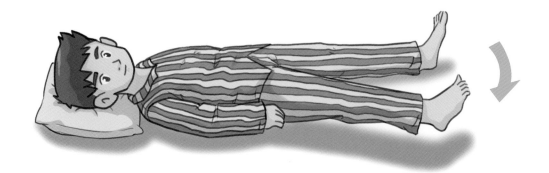

外展训练

- 腿抬高离床约一拳的高度。

- 然后尽量向外展。

- 展到最大后坚持 3~5 秒，再收回来。

- 腿向内收时不要越过身体中线。

- 脚尖始终冲着天花板，不要旋转。

- 每小时练 5 分钟左右。

辅助下地方法

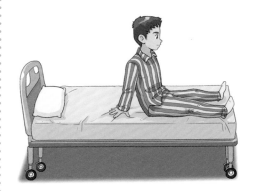

① 先双手向后撑床坐起来。

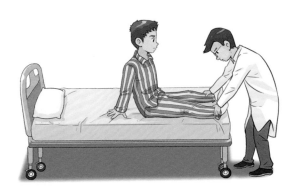

② 让别人把住双腿。

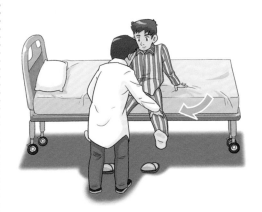

③ 别人帮忙把着腿转圈，同时，自己撑床、挪屁股。

- 转圈的过程中两人保持同步，患者的腿稍外展，不要交叉腿，脚尖始终冲着天花板或正前方。

- 如果是单侧手术，在转动过程中也可用好腿帮忙蹬床。

辅助下地方法

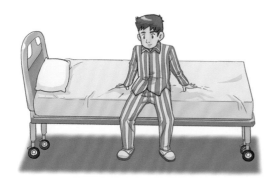

④ 把腿垂下去。如果头晕，先坐一会儿。

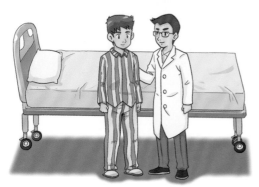

⑤ 在别人的搀扶下站起来。术后初次下地时，原地站会儿或原地踏步就够了。如果感觉力气比较足的话，可以扶双拐走一小段，但不宜多走。

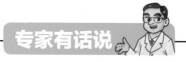

专家有话说

　　单侧人工髋关节手术，多在术后第一天下地，双侧同期手术的，下地时间可以推迟一些。具体的下地时间要根据术中的情况和患者的自身情况而定，不能一概而论。何时初次下地，应当听从您的主治医生的具体安排。

起坐方法

平常生活中，在起立和坐下时，都会先身体前倾，从而会有一瞬间大腿和身体之间的角度小于90°，手术后初期要避免这个动作，否则容易脱位。

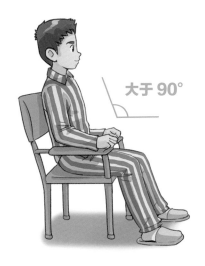

大于 90°

- 坐的时候，两腿自然分开，与肩同宽，脚尖冲着正前方。身体与大腿的角度大于 90°。

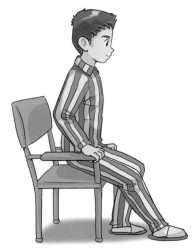

- 起身时，先伸出手术腿，然后双手往上撑，竖直起身，同时把腿收回来。

- 坐下时，也是先伸出手术腿，双手扶住椅子把手或撑床，然后慢慢竖直坐下。

术后第 2 天

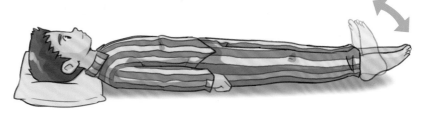

踝泵训练

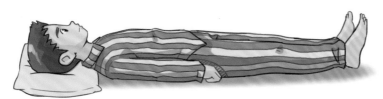

夹臀训练

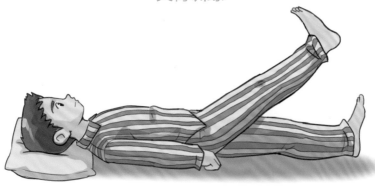

直腿抬高

巩固训练

● 以上训练都继续做，方法和频率同前。

术后第 2 天

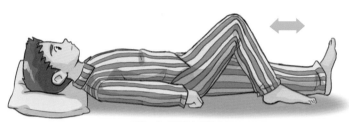

滑移屈髋屈膝

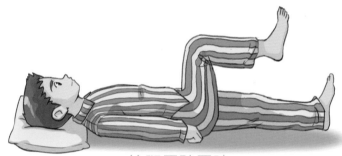

抬腿屈髋屈膝

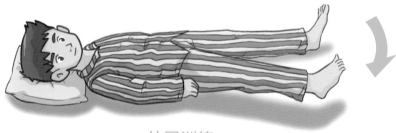

外展训练

巩固训练

- 以上训练都继续做，方法和频率同前。

术后第 2 天

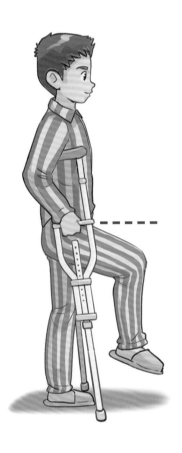

抬腿训练

- 扶双拐站定。

- 屈膝抬起大腿。

- 尽量使大腿与躯干呈 90°，但不能抬得太高，大腿不要超过图中的红线。

- 坚持 3~5 秒后再慢慢放下。

- 每小时练 5 分钟左右。

- 如果术后第 2 天还没下地，那么就等下地再练，其余需要站着做的练习同理。

术后第 2 天

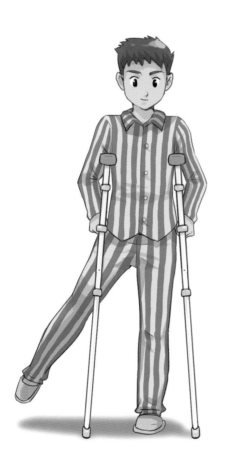

外展训练

- 扶双拐站定。

- 尽量外展腿。

- 在最大角度保持 3~5 秒。

- 然后慢慢收回来。

- 每小时练 5 分钟左右。

术后第 2 天

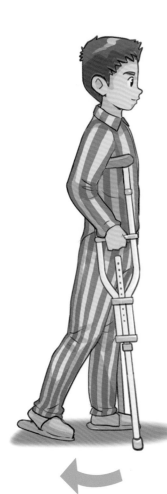

后伸训练

- 扶双拐站定，尽量向后伸腿。

- 在最大角度保持 3~5 秒。

- 然后慢慢收回来。

- 每小时练 5 分钟左右。

- 此练习对于后伸限制明显的患者比较重要。大部分患者术后的后伸比较好，这个动作可以少练。

扶拐行走方法

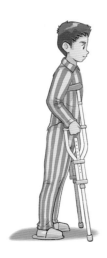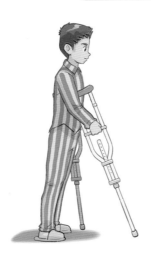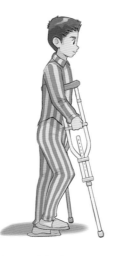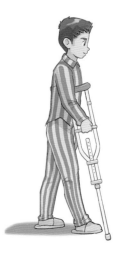

- 双拐撑在身体前方，身体稍前倾，站定。

- 先出手术一侧拐。

- 然后出同侧腿。

- 迈步完成后，再出对侧拐，最后出对侧腿。按此循环。

专家有话说

　　术后第 3 天至出院，都采用术后第 2 天的训练方法。全身和局部情况良好，功能训练进展顺利，就可以出院了。对于生物型假体，建议手术后一个半月内都要扶双拐走路。部分有条件的患者或康复训练效果不满意的患者，可去康复医院继续进行巩固训练。

出院转运方法

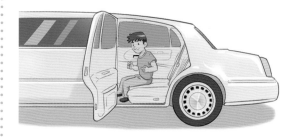

● 先让他人进车里，准备接应。

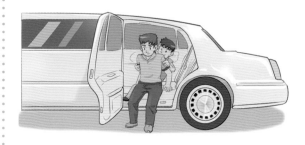

● 在他人的接应下坐好（参照前述的关于如何坐下的方法）。

● 然后慢慢转正（参照前述在床上转动的方法）。

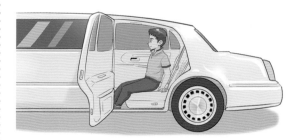

● 坐车的过程中身体后仰，系好安全带。

回家后的训练

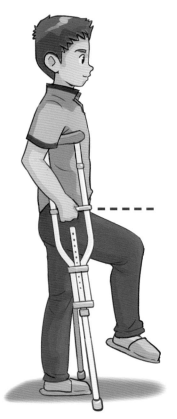

抬腿训练

- 大腿抬住不动，腿酸了再慢慢放下来。

- 术后 3 周内高度不要超过红线。

- 每次练 5 分钟左右，中途累了可以休息半分钟。

- 每天练4~5次。

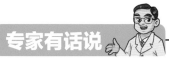
专家有话说

　　手术后的 3 个月内是康复训练的黄金期。住院期间的锻炼是相对短暂的，还要靠回家后继续坚持进行康复训练，这很关键。

回家后的训练

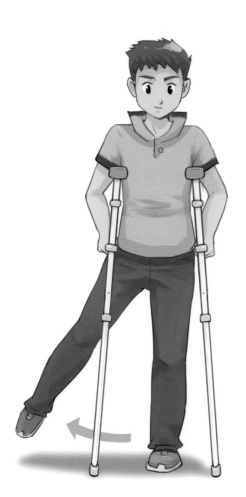

外展训练

- 外展到最大。

- 保持 15~20 秒。

- 再慢慢收回来。

- 每次练 5 分钟左右，中途累了可以休息半分钟。

- 每天练4~5次。

回家后的训练

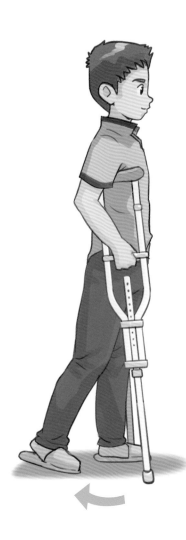

后伸训练

- 后伸到最大。

- 保持 15~20 秒。

- 再慢慢收回来。

- 每次练 2 分钟左右。

- 每天练3~4次。

回家后的训练

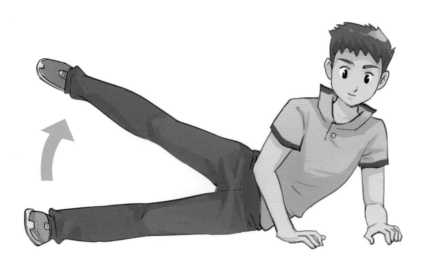

侧卧抬腿

- 术后 2 周开始练习。

- 抬住不动，腿酸了再慢慢放下来。

- 每次练 3 分钟左右，中途累了可以休息半分钟。

- 每天练3~4次。

回家后的训练

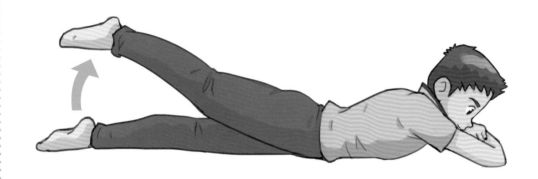

俯卧抬腿

- 术后 2 周开始练习。

- 抬住不动，腿酸了再慢慢放下来。

- 每次练 3 分钟左右，中途累了可以休息半分钟。

- 每天练3~4次。

回家后的训练

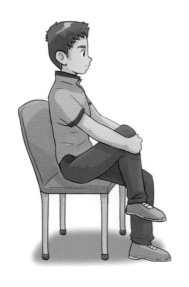

搂腿训练

- 术后 3~4 周后开始练习，此时躯干与大腿的角度可以小于90°了。

- 一下一下地往怀里搂腿，动作不要太猛，循序渐进，逐渐让大腿去贴近躯干。

- 每次练3~5分钟。

- 每天练4~5次。

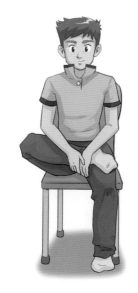

- 上述搂腿的动作练到位后，就能够把脚放在对侧大腿上了（没练到位时则放不上去），这时就可以用这个姿势自己穿袜子、剪脚趾甲了。

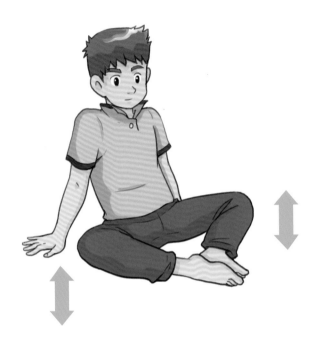

回家后的训练

蝴蝶式摆腿

● 还可以进行蝴蝶式摆腿训练，即双腿同时上下摆动。
练习后有助于完成自己穿袜子、剪脚趾甲等动作。

上下楼的方法

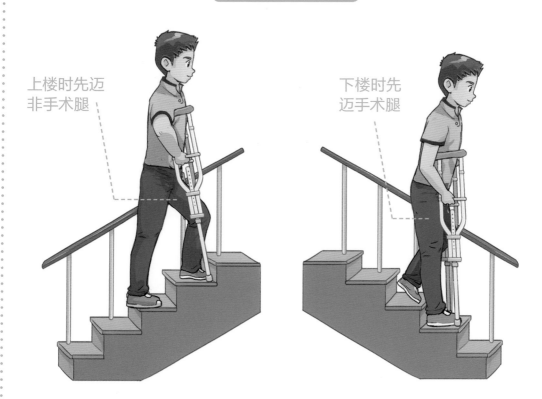

上楼时先迈
非手术腿

下楼时先
迈手术腿

- 上楼时，先把双拐架在上一级台阶上，然后迈上非手术腿，再迈上手术腿。

- 下楼时，先把双拐架在下一级台阶上，然后迈下手术腿，再迈下非手术腿（迈腿的顺序和上楼时相反）。

- 同时进行双髋置换的，不必遵守上述顺序。

- 术后短期内上下楼时，要有人在旁搀扶或保护。

术后1个月内注意的动作

　　术后1个月内，后外侧入路、前外侧入路需要注意以下动作。直接前入路可不受这些限制。

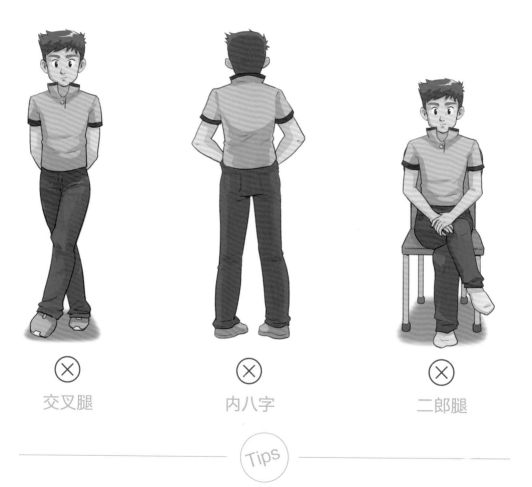

⊗

交叉腿

⊗

内八字

⊗

二郎腿

Tips

术后1月内夫妻同房时，不要过度屈髋，尽量选择双腿伸直的姿势。

术后 1 个月内注意的动作

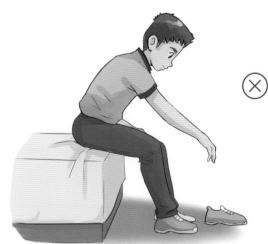

 俯身拾物

坐矮凳

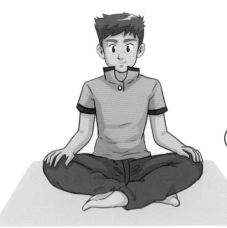

 盘腿坐

我的笔记

第三章
膝关节篇

导言

膝关节是人体中结构最复杂的负重关节，它像一只任劳任怨的老黄牛，默默耕耘一生。

很多中老年人都会出现不同程度的膝关节疼痛，有的甚至严重影响生活。到医院一查，发现得了骨关节炎。有的人一听要"换关节"，吓得够呛。

人工膝关节手术是一种治疗严重骨关节炎以及各种膝关节终末期疾病的非常有效的手术，在全世界已经帮助千千万万的患者解除了痛苦。但在国内很多人对它还不太了解，甚至有很多误解。

那么，骨关节炎和人工膝关节到底是怎么回事呢？如果要做这种手术，有哪些注意事项呢？

接下来就为您一一道来。

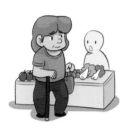

走路痛

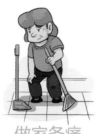

做家务痛

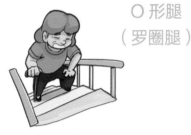

O 形腿
（罗圈腿）

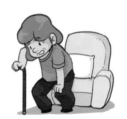

上下楼痛

起身痛

王阿姨今年 65 岁，身体不错，没什么大毛病，退休后生活很幸福，但唯独膝盖痛了有七八年，两三年前变成了罗圈腿，最近一年膝盖痛得很厉害，因此连家门都很少出，对生活影响很大。

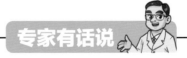

专家有话说

膝骨关节炎的常见症状包括：膝关节畏寒、活动痛、天气变化痛、起身时的启动痛、蹲起痛、上下楼痛、久走痛、久站痛、休息时痛、晨僵、关节肿胀和活动范围受限等。这些症状在每个人身上的表现有轻有重，如果较长时间存在膝关节不适，一定要上医院检查。推荐使用本书后记的自测评分表，来评估和监测自己的膝关节健康状况，为医生提供诊疗依据。

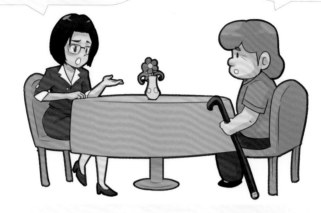

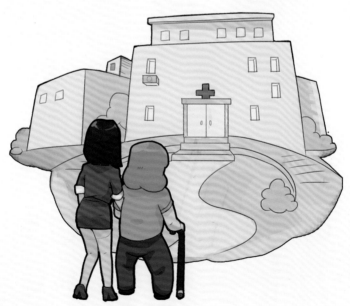

医生，您好。我的膝盖断断续续疼了有七八年，腿伸不直和罗圈儿腿有两三年了，最近一年我的膝盖疼得厉害！

老人家，从检查结果来看，您得了严重的膝关节骨关节炎。

所谓骨关节炎，通俗地说，就是关节软骨磨损了，关节周缘骨质增生，长了骨刺，还常常伴有关节变形。

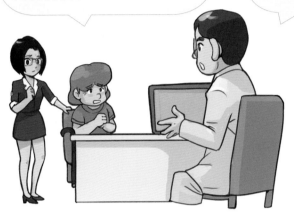

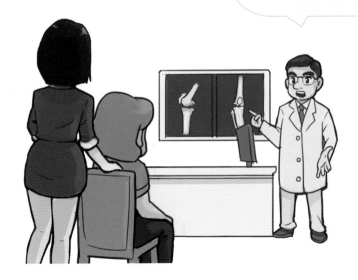

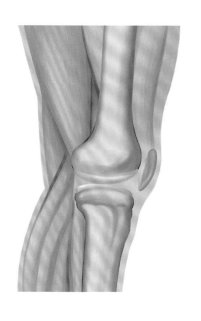

正常膝关节

正常膝关节表面有一层光滑的软骨，厚度约 4 ~ 6 毫米，非常有韧性。软骨没有血管，不能从血液中获得营养。随着膝关节的屈伸，软骨像海绵一样不断被挤压和松弛，从而不断吸收和挤出关节内的滑液，从中获得营养。有了这层软骨，膝关节就能灵活活动，也不怕风寒。

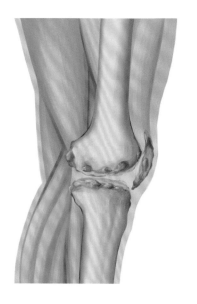

骨关节炎

然而，关节软骨一旦缺损，就很难再生修复，只会"越磨越少"。得了骨关节炎的膝关节，关节软骨缺损，软骨下骨裸露，关节面不平整，容易发生无菌性炎症，引起膝关节疼痛。没有了软骨的遮挡，就像窗户上没了玻璃，风寒便容易侵入骨质，膝盖便会怕风怕凉。

骨关节炎的病理表现

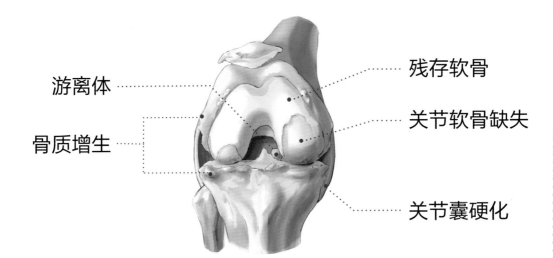

游离体

残存软骨

关节软骨缺失

骨质增生

关节囊硬化

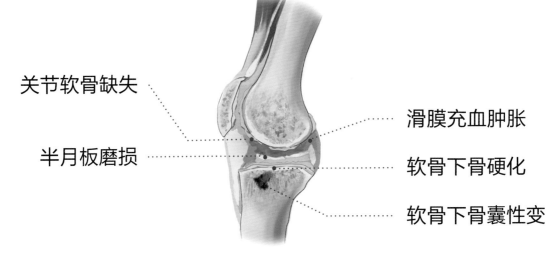

关节软骨缺失

滑膜充血肿胀

半月板磨损

软骨下骨硬化

软骨下骨囊性变

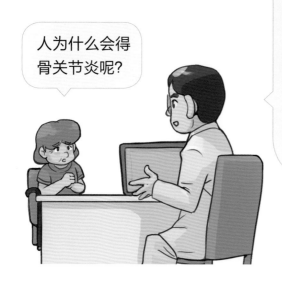

人为什么会得骨关节炎呢?

主要还是因为机体衰老以及几十年关节软骨日积月累的磨损所致。软骨就像一块肥皂,越搓越小。肥胖者关节负重更大,软骨更易磨损。近年来的研究表明,肥胖者多伴有不同程度的脂代谢紊乱,而脂代谢紊乱可直接导致或加重骨关节炎。

骨关节炎的易患人群

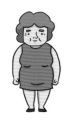

肥胖老年女性

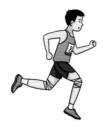

关节磨损多的运动员

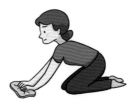

跪着擦地的妇女

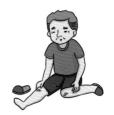

膝关节外伤后

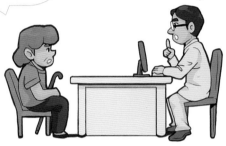

医生，那现在该怎么治呢？我以前吃过好多药，也打过针，但现在都不管用了。

轻度的骨关节炎采取保守治疗，像您这么严重的，要做手术才能治好。

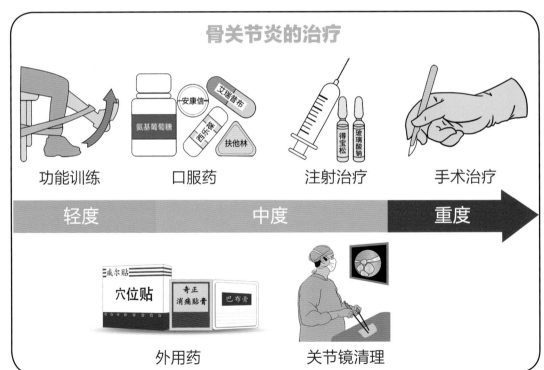

骨关节炎的治疗

功能训练　　口服药　　注射治疗　　手术治疗

轻度　　　　中度　　　　重度

外用药　　关节镜清理

是什么样的手术呢？
是换关节吗？

大家习惯把这种手术称为"换关节"，但实际上只是切除坏掉的软骨和少量软骨下骨，然后安装上"人造软骨"，这和镶牙的道理差不多，医学术语叫"表面成形术"或"表面置换术"。

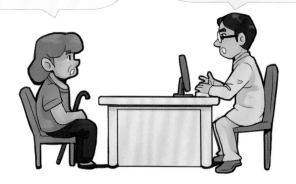

人工膝关节手术原理

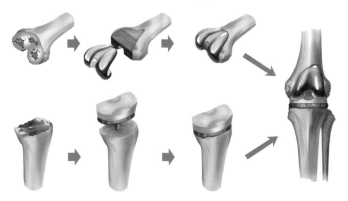

　　如图所示，手术中先把坏掉的软骨切除，同时切除少量软骨下骨，使骨头的形状与假体贴合，然后再精确放置假体。

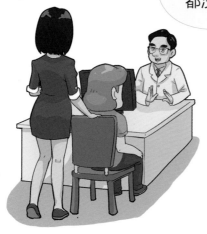

医生，做完手术后能恢复到什么样？

术后经过两三个月的康复训练后，就可以恢复正常生活了，散步、上下楼、做家务、上街买菜、跳广场舞、游泳、骑自行车、出国旅游等，都没问题。

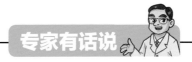

专家有话说

　　有不少患者朋友，一听到要"换关节"就很害怕。其实，这种担忧完全没有必要。第一，人工膝关节手术并不是"换关节"，而是像镶牙一样加个保护套。第二，在膝关节疾病已经严重影响到生活质量和预期寿命的情况下，人工膝关节手术早做早享福。有的患者由于对这种手术不了解或者是道听途说，强忍着痛苦一拖再拖，生活过得很糟心，膝痛严重限制了日常活动，身体情况逐渐大不如前，后来膝盖实在疼痛难忍才去找医生手术，结果由于心肺功能已经变得很差，手术风险太大，这时医生不敢给她动手术了。反观有的患者，在全身情况良好时做了人工关节手术，术后恢复很好，一副"新关节"解放了她的双腿，让她越活越年轻。

常见问题

医生，我妈的手术风险大吗？

这种手术的技术很成熟，手术很安全，风险相对较小。术前检查合格才能手术。

人工膝关节可以用多少年？

只要手术技术过关，术后不感染、不摔坏了，一般可以用20年左右，也有人用了30年也没问题。

那发生感染的风险有多大呢？

感染风险很低，很多关节外科中心都低于1%。

手术要做多长时间，住院要住多久呢？

手术需1个小时左右，住院5至7天。

常见问题

 手术后多久能下地走路呢？

术后第一天就能下地自己去上厕所，然后经过两三个月的康复训练就能恢复正常生活。

 我有糖尿病，能做这种手术吗？

伴有糖尿病、高血压、冠心病等慢性病的患者，我们会帮您调理，只要控制好了都可以进行手术。

 手术前我需要做哪些准备呢？

做一些直腿抬高训练，加强营养，预防感冒。膝关节不要乱抹药、贴药。如果吃着利血平或阿司匹林等，咨询医生是否需要进行调整，特别提醒，如果关节内注射过药物，建议三个月后再接受手术。

 专家，您能亲自给我做手术吗？

没问题。

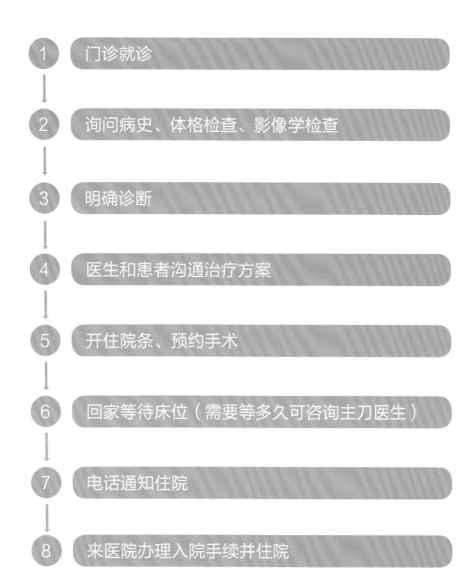

关节疾病患者住院前的流程

1 门诊就诊

2 询问病史、体格检查、影像学检查

3 明确诊断

4 医生和患者沟通治疗方案

5 开住院条、预约手术

6 回家等待床位（需要等多久可咨询主刀医生）

7 电话通知住院

8 来医院办理入院手续并住院

翁习生教授谈——骨关节炎

膝关节骨关节炎有三大表现：关节疼痛，关节活动受限，关节畸形。

造成关节疼痛的原因，是由于关节软骨缺损，软骨下骨裸露，容易发生无菌性炎症，没有了软骨的保护，关节承重时骨头磨骨头，因而十分疼痛。

造成关节活动受限的原因，是由于关节囊和韧带增厚、硬化、弹性消失，整个关节像穿了一件紧身衣。我们都知道，要想拉开一根弹簧，刚开始是最费劲的，拉开弹簧后再把它拉长反而没那么费劲了。关节囊和韧带硬化的膝关节，就像一根生锈的弹簧，变得很紧。这就是为什么很多患者在刚起床或久坐起立时，膝关节尤其会感到僵硬。要想拉开这根"生锈的弹簧"，就要用很大的力气，从而造成裸露的软骨下骨承受的压力陡然增大，再加上关节面不平整，像生锈的齿轮一样相互磨损、阻力增大，这就是很多患者常见的"启动痛"，表现为早上起床时痛或从坐姿起立时痛。

造成关节畸形的原因，是由于关节软骨磨损后，关节的力线发生了改变，关节面不再均匀受力，从而使坏的地方坏得更快，形成恶性循环，久而久之腿就不直了，要么变成 O 形腿，要么变成 X 形腿。此外，关节囊和韧带的屈曲挛缩造成了膝关节的屈曲畸形。

　　而人工膝关节手术可以解决关节疼痛、关节畸形和关节活动受限这三大问题。通过人工膝关节手术，用人造软骨代替了坏掉的软骨，走路时不再骨头磨骨头，消除了疼痛的根源。人工膝关节手术矫正畸形的效果是立竿见影的，手术后腿立马变直了。人工膝关节手术可以松解过紧的韧带和关节囊，重建软组织平衡。术后通过功能训练，把硬化的关节囊重新练得有韧性。

　　因此，人工膝关节手术无疑是治疗包括骨关节炎在内的膝关节终末期疾病的最有效方法。

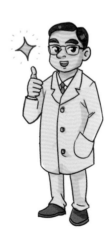

人工膝关节快优康复 5 阶段

① 手术前期

- 直腿抬高训练
- 深呼吸训练

② 住院期

术后当天

- 以休息为主
- 少量屈伸训练
- 踝泵训练

术后第 1 天

- 在他人帮助下在床上变换体位，坐、站
- 完全伸直腿
- 练习弯腿
- 尝试用助步器走三五米

术后第 2 天到出院

- 在床上变换体位，坐、站，逐渐只需他人稍稍帮忙
- 用助步器走 20~30 步
- 练习弯腿至 90°
- 还可以练习上下两三级台阶

③ 回家适应期

术后第 1~3 周

- 逐渐少量增加行走距离和爬台阶数
- 逐渐不用助步器
- 练习膝关节活动度
- 练习肌肉力量
- 逐渐适应

④ 成果巩固期

术后第 4~6 周

- 少量行走和爬台阶，不需帮助
- 继续康复训练
- 可以做少量家务
- 可以上班做少量工作
- 可以开车

⑤ 目标达成期

术后第 7~12 周

- 逐渐增加行走距离
- 继续练习关节活动度，弯腿到 120° 左右
- 继续训练肌肉力量，练习上下台阶
- 可以骑车、游泳，等

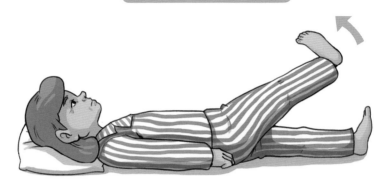

术前训练

直腿抬高

- 平躺，腿伸直，勾脚，抬起一条腿。

- 大腿和床呈 30°～40°（即脚后跟离床约两只脚的高度）。

- 腿酸了就慢慢放下来（不要放得太快，慢慢放下去的过程也是在练习肌肉力量）。

- 两腿交替练习。

- 每天练 5~6 次，每次练 5 分钟左右，中途累了可以休息半分钟。

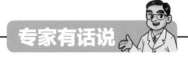

专家有话说

　　康复训练并不是从手术后才开始，术前就要开始进行训练，这有利于术后快优康复。

临近手术的注意

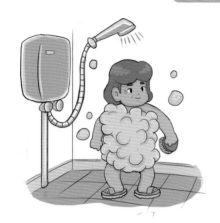

手术前一天洗澡，有助于预防伤口感染。注意不要滑倒，不要着凉。

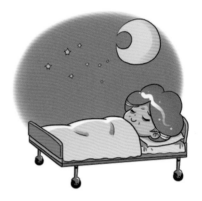

如果因紧张而睡不着，可以服用一些帮助睡眠的药物。

专家有话说

关节手术不同于消化道手术，术前禁食禁饮的要求不同。对于关节手术来说，长时间禁食使患者处于代谢的应激状态，可致胰岛素抵抗，不利于降低术后并发症的发生率。

建议无胃肠道动力障碍的患者从术前 6 小时起禁食固体饮食，术前 2 小时起禁食清流质。若患者无糖尿病史，推荐手术前 2 小时饮用 400ml 含 12.5% 碳水化合物的饮料（有糖尿病则饮清水），可减缓饥饿、口渴、焦虑情绪，降低术后胰岛素抵抗和高血糖的发生率。具体采用什么方案必须听从您的主治医生和麻醉医生的医嘱。

实施手术

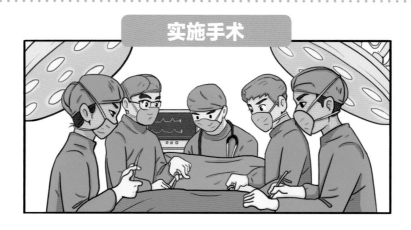

麻醉清醒

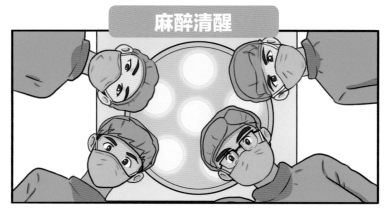

安返病房

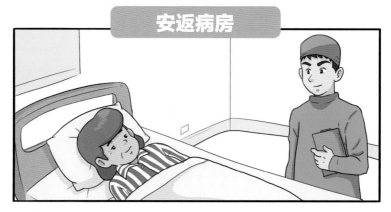

术后体位

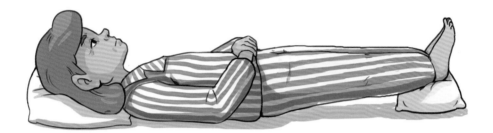

- 手术后在床上平卧时，把双腿垫高，这样有利于下肢静脉回流，从而缓解下肢肿胀。

术后当天

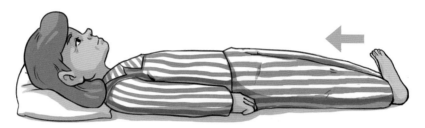

勾脚，保持 5 秒

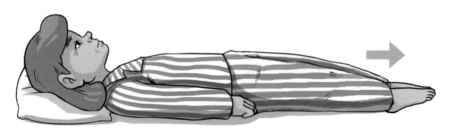

绷直脚，保持 5 秒

踝泵训练

- 勾脚 5 秒，再绷脚 5 秒，反复进行。

- 每隔半个小时左右就做一两分钟。

- 麻醉清醒后就开始做。

术后当天

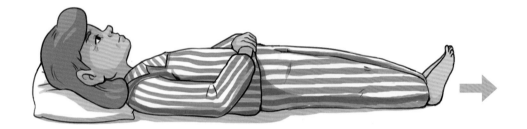

伸腿训练

- 尽量用脚后跟往前蹬，去够床尾。

- 坚持 10 秒左右，然后放松，然后再做。

- 每次做 2 分钟左右，每小时做 2~3 次。

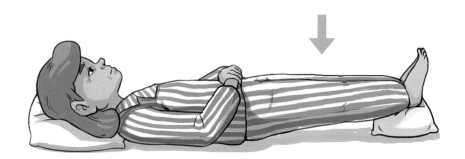

贴床训练

- 尽量用膝盖窝去贴床面。

- 坚持 10 秒左右，然后放松，然后再做。

- 每次做 2 分钟左右，每小时做 2~3 次。

术后第 1 天

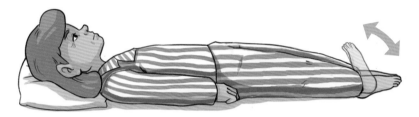

踝泵训练

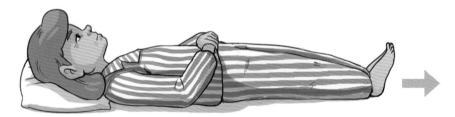

伸腿训练

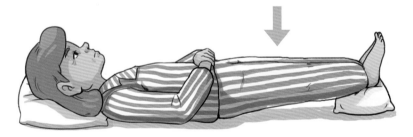

贴床训练

巩固训练

- 踝泵训练、伸腿训练、贴床训练都继续做，方法和频率同前。

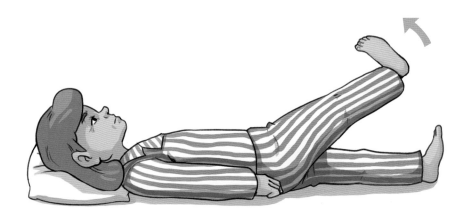

术后第 1 天

直腿抬高

- 腿伸直，勾脚，抬起一条腿。

- 尽量让大腿和床呈 30°～40° 左右。

- 感到酸胀后再尽量坚持两三秒，再慢慢放下来。

- 两腿交替练习。

- 每小时累计练 3 分钟左右。

- 即使一开始做不到标准动作也要不断尝试练习。

术后第 1 天

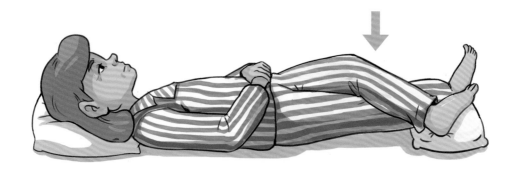

用腿压腿

- 先用枕头垫在脚后跟下面。

- 用另一条腿搭在手术的膝关节上面。

- 每小时累计压 5 分钟左右。

术后第 1 天

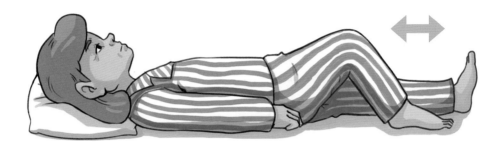

来回伸腿

- 脚在床上来回慢慢滑动。

- 尽量让膝关节弯到最大角度，然后保持 3~5 秒。

- 每小时累计做 3 分钟左右。

术后第 1 天

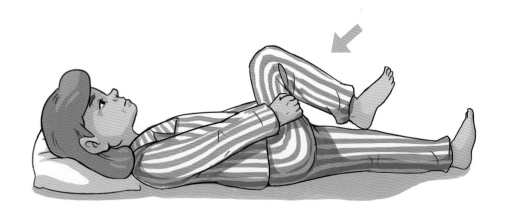

抱腿弯腿

- 弯腿，然后双手抱住大腿。

- 放松，让小腿自然下垂。如果感到疼痛，边弯边进行深呼吸。

- 尽量弯腿，在回弯最大处保持 3~5 秒。

- 每小时累计练 3 分钟左右。

术后第1天

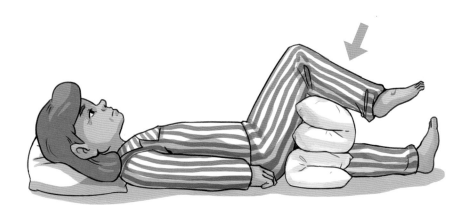

枕头弯腿

- 把枕头垫高，弯腿搭在上面。

- 每小时练 5 分钟左右。

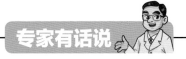
专家有话说

　　单侧人工膝关节手术，一般在术后第一天就可以下地，双侧一般在术后第二天前后下地，具体何时下地听从您的主治医生的医嘱。初期下地后不宜多走，否则会腿肿，反而影响康复训练。初期应以床上的康复训练为主，要知道心急是吃不了热豆腐的。

术后第1天

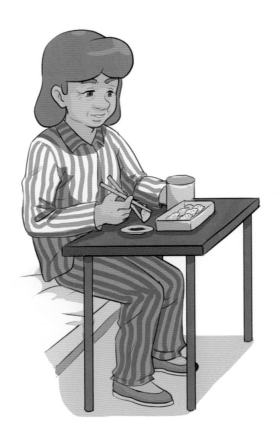

床边吃饭

- 坐在床边吃饭，这样一来吃饭时也在自然地练习弯腿。

术后第 2 天

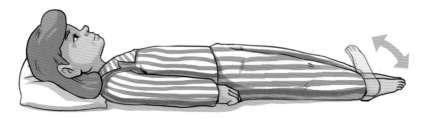

踝泵训练

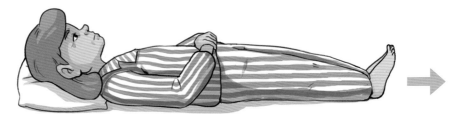

伸腿训练

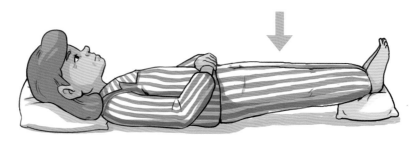

贴床训练

巩固训练

● 以上训练都继续做，方法和频率同前。

术后第 2 天

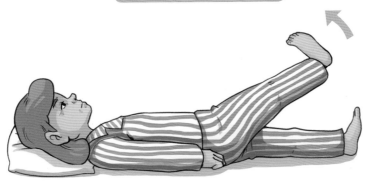

直腿抬高

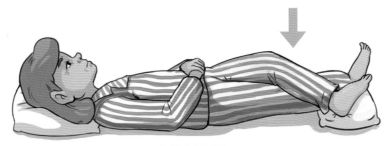

用腿压腿

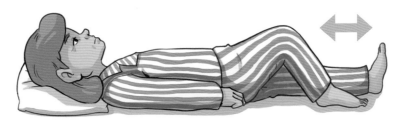

来回伸腿

巩固训练

- 以上训练都继续做，方法和频率同前。

术后第 2 天

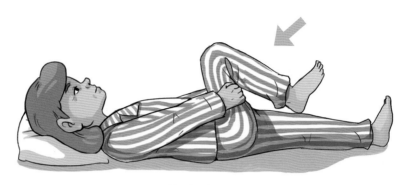

抱腿弯腿

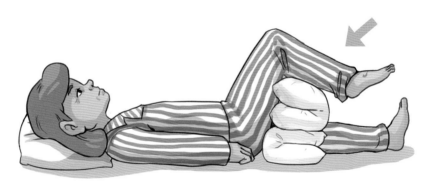

枕头弯腿

巩固训练

● 以上训练都继续做，方法和频率同前。

术后第 2 天

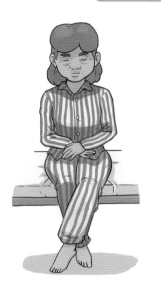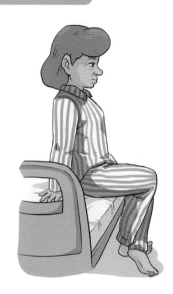

床边弯腿

- 坐在床边，另一条腿放在手术腿前方。

- 向后施力，帮助手术腿回弯。

- 每天练 3~4 次，每次练 3~5 分钟。

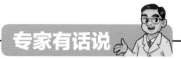

专家有话说

　　练习伸直腿和弯腿对恢复膝关节功能至关重要。伸直腿和弯腿的练习比例不是一成不变的，要根据实际情况来进行调整：如果伸直差一点，就多练练伸直；如果回弯差一点，就多练练回弯。对于疼痛敏感者，也可以用 CPM 机器辅助练习。

术后第 2 天

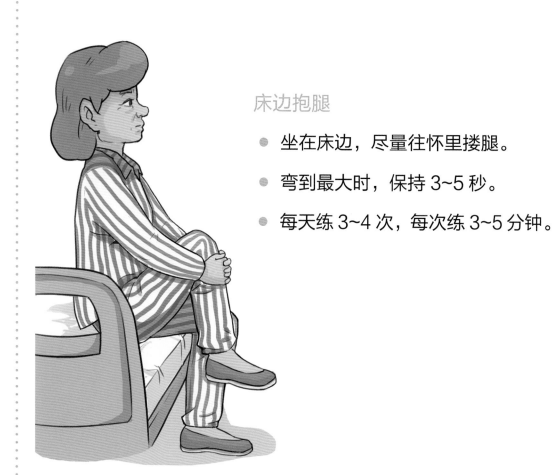

床边抱腿

- 坐在床边，尽量往怀里搂腿。

- 弯到最大时，保持 3~5 秒。

- 每天练 3~4 次，每次练 3~5 分钟。

术后第 2 天

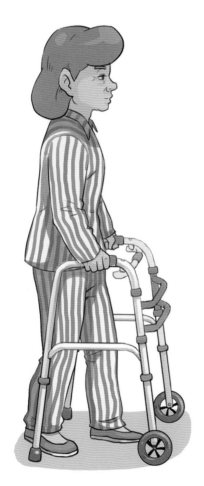

辅助行走

- 在助行器的帮助下行走。

- 脚后跟先着地（脚后跟着地时，稍勾脚，腿尽量保持伸直）。

- 然后脚掌逐渐着地。

- 迈步时，脚后跟先着地，脚前掌最后离地，以防拖着走路。

- 一天走 3~5 次，每次走 5 分钟左右。

- 术后初期不宜过多行走。

术后第 3 天

巩固训练

● 以下训练都继续做，方法和频率同前。

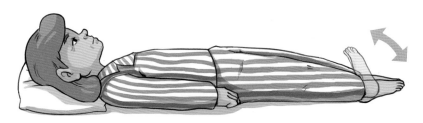

踝泵训练

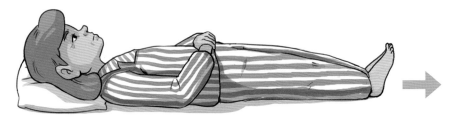

伸腿训练

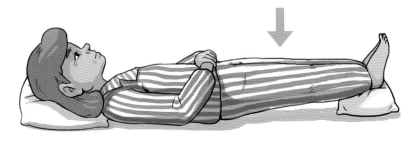

贴床训练

术后第 3 天

巩固训练

● 以下训练都继续做，方法和频率同前。

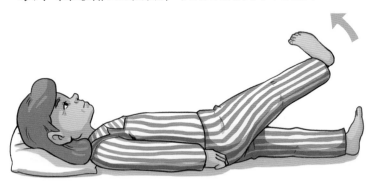

直腿抬高

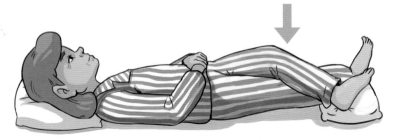

用腿压腿

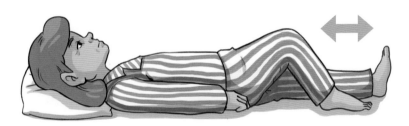

来回伸腿

术后第 3 天

巩固训练

● 以下训练都继续做，方法和频率同前。

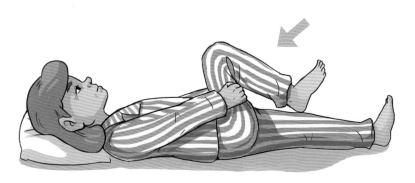

抱腿弯腿

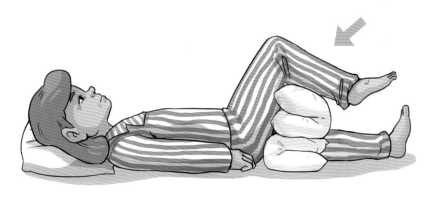

枕头弯腿

术后第 3 天

巩固训练

● 以下训练都继续做，方法和频率同前。

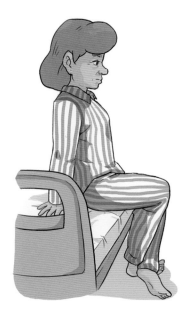

床边弯腿

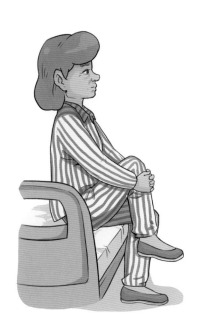

床边抱腿

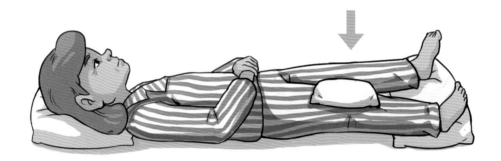

沙袋压腿

- 如果伸直不够，可用沙袋压腿。

- 根据情况，选用 5~10 斤的沙袋。

- 每天压 3~5 次，每次 10~20 分钟左右。

术后第 3 天

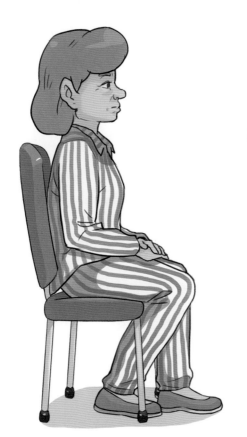

椅子弯腿

- 身体坐直。

- 用脚后跟顶住手术腿的脚尖。

- 向后施力。

- 每天做 3~5 次，每次做 3~5 分
  钟。

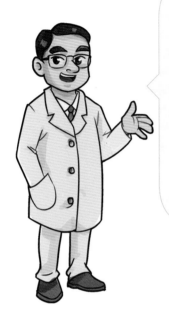

术后第 4 天起至出院，都按第 3 天的方法进行训练。全身和局部情况良好，功能训练进展顺利，就可以出院了。手术后的三个月内，是康复训练的黄金期，一定要继续多加训练。在这段时间内，记住"三多一少"的口诀：

多抬腿，多压腿，
多弯腿，少走路。

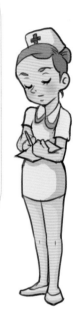

专家有话说

手术后 3 到 5 天是软组织水肿的高峰期，有的患者康复训练的成果可能会有所退步，但不要紧，坚持训练，度过这一时期后又会继续进步。对于有条件的患者或功能训练进展不满意的患者，可以转到康复医院进行巩固性康复训练。哪方面欠缺，就增加哪方面的针对性训练。

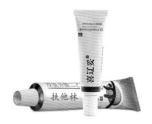

如果短期内切口周围的皮肤有轻度的红肿或疼痛，可以抹一些药膏。不要抹在切口上，抹在其周围的皮肤上。

常见问题

医生，出院后要注意些什么呢？

一个月内不宜走得太多。行走的距离以不引起腿肿为限度。逐渐增加距离。坐着看电视时，把腿放在小板凳上抬高。久坐后起身和起床时，先来回活动活动膝关节，再站起来。不要吃太油腻的食物，控制体重。

我的膝关节外侧有一小块皮肤摸着发木。

这是由于人工膝关节的手术切口经过了膝关节外侧的皮神经。对于关节功能没有任何影响。大多数人的麻木逐渐会减轻，范围逐渐会缩小。

医生，什么时候复查呢？

一般来说，建议术后满 1 个月、3 个月、1 年、5 年进行复查，具体还要听从您主刀医生的安排。如果切口渗液或切口周围皮肤红肿，则须立即找医生复查。

什么时候拆线，什么时候可以洗澡呢？

一般术后 2 周拆线，拆线后两三天就可以洗澡了。

回家后的训练

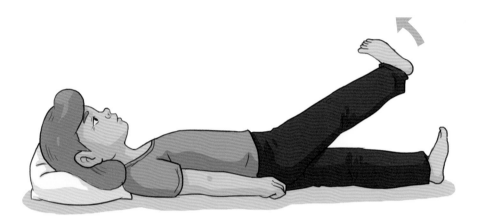

多抬腿

- 勾脚、抬住不放。

- 腿酸了再慢慢放下来 。

- 两腿交替进行。

- 每天练 5 次左右，每次练 3~5 分钟。

回家后的训练

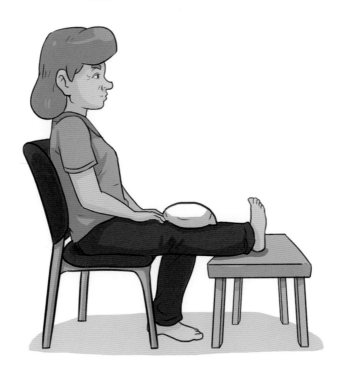

多压腿

- 如果腿伸直还不够，用 10~15 斤重的米袋或沙袋压腿。

- 每天压 5 次左右，每次 10~20 分钟。

- 也可以躺在床上让别人用手帮忙压腿。

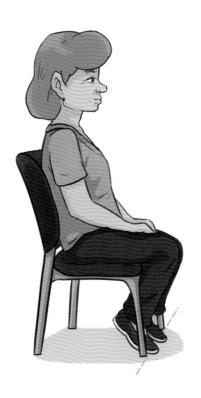

多弯腿

- 身体坐直，向后弯腿。

- 练到脚尖和椅子前腿的连线相平，就合格了。

- 每天练 5 次左右，每次练 3~5 分钟。

回家后的训练

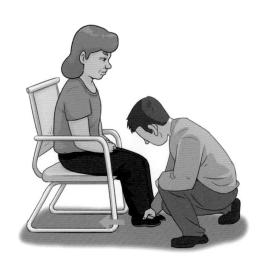 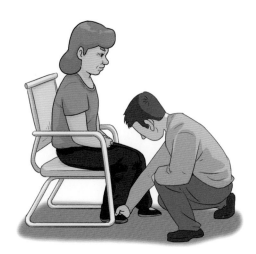

坐姿辅助弯腿

- 当腿弯得不够时，可以让别人帮忙。

- 握住脚面或脚脖子，一下一下地来回推拉。

- 不要一上来就用力过猛，逐渐增大弯曲的度数。

- 每天练习 3~5 次，每次练 3~5 分钟。

回家后的训练

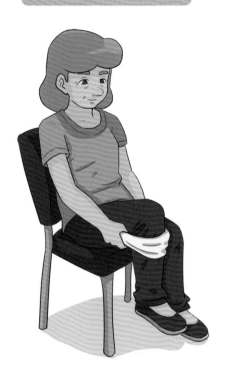

用毛巾辅助弯腿

- 当手抱不住腿时，可以用这种方法来练弯腿。

- 弯到最大时保持 5~10 秒。

- 重复几次，累了就休息一会儿。

回家后的训练

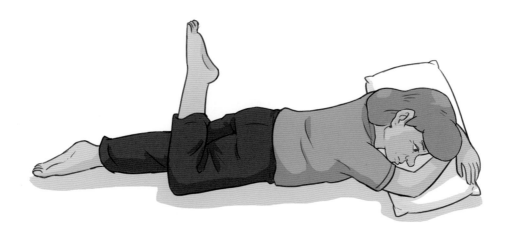

俯卧弯腿

- 可以用这种方法来练弯腿。

- 弯到最大时保持 5~10 秒。

- 重复几次，累了就休息一会儿。

回家后的训练

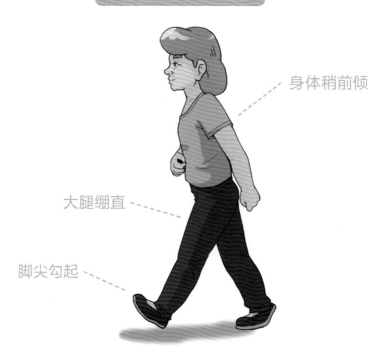

身体稍前倾

大腿绷直

脚尖勾起

步态训练——勾脚绷腿走路

- 迈步时身体稍前倾，脚勾住，腿绷直。

- 先脚后跟着地，然后脚掌着地。

- 迈下一步时，脚后跟先离地，脚前掌最后离地。

- 两腿都这样锻炼。

- 每天练 5 次左右，每次走 3~5 分钟。

- 少量多次，逐渐增加行走距离。

回家后的训练

步态训练——高抬腿走路

- 练习高抬腿走路。

- 两腿都这样锻炼。

- 每天练 5 次左右，每次走 3~5 分钟。

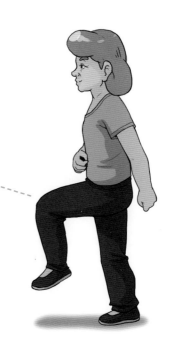

高抬腿

专家有话说

　　"勾脚绷腿步态"是为了在走路时练习伸直腿，"高抬腿步态"是为了在走路时练习弯腿，所以两者要结合来练习。步态训练还有助于练习平衡能力，平时用正常的步态走即可。术后三个月内都建议进行步态训练。

上下楼的方法

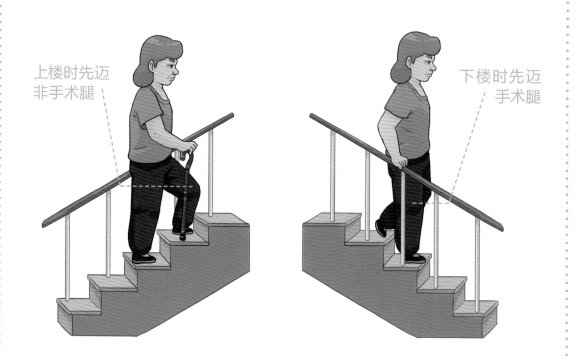

上楼时先迈
非手术腿

下楼时先迈
手术腿

- 初期上下楼时，借助楼梯扶手和拐杖。第一次上下台阶时，要有人在旁保护。

- 上楼时，先迈非手术腿，再迈手术腿。

- 下楼时，先迈手术腿，再迈非手术腿（出腿的顺序和上楼时相反）。

- 双膝同期手术的不受上述顺序的限制。

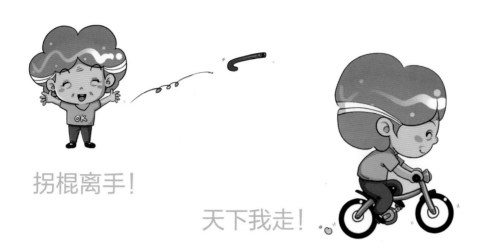

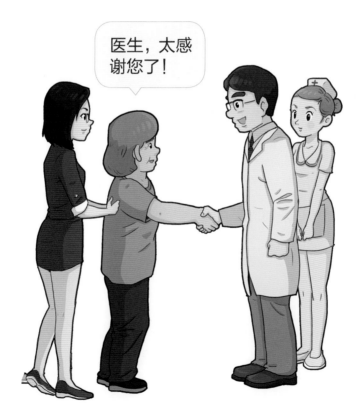

我的笔记

第四章

手术前后的相关信息

导言

手术前、中、后的一段时间被称为围手术期，这期间的精细化管理对于快优康复十分重要，也是一个医疗机构的医疗水平的体现。

人工关节术后的快优康复是一项庞大的系统性工程。2016 年，全国的关节外科专家联合制定了 " 人工关节手术快优康复指南 "。

有了科学的指导和精细化的管理，患者的快优康复便有了有力的保障，也就能安安心心地接受治疗和进行康复了。

本章对围手术期的精细化管理和快优康复的内容进行简要介绍，从而让患者朋友可以知己知彼，在康复时更有信心。医护和患者的相互理解和配合，有利于各项快优康复措施的实施。

致住院患者的一封信

患者朋友：

　　您好！

　　首先，感谢您对我们医护团队的信任，我们将在您住院期间提供最专业的服务和最悉心的照顾。

　　我们的团队由经验丰富的医生和护士组成，您的早日康复就是我们最大的心愿！

有一些实用的建议与您分享：

● 住院前向当地医保部门问清报账政策，办好相关手续。

● 入院后准备好：洗漱用品、餐具、水杯、防滑拖鞋、卫生纸、助行器。

● 手术前准备好: 成人尿垫、尿壶、吸管(便于术后躺在床上喝水)。

● 冬天去病房外做检查时，适当添加衣物，避免感冒。

● 如有必要可以请护工师傅帮忙照顾。

—— 北京协和医院骨科医护团队

术前准备

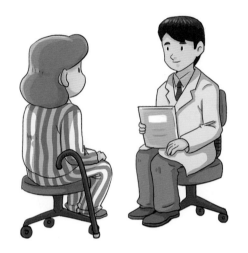

病史采集

医生会详细询问您的疾病情况，有无伴发的其它疾病，以及有无药物过敏等。

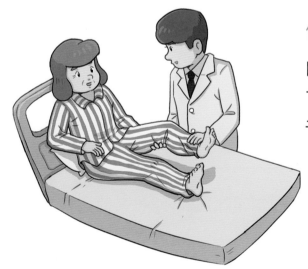

体格检查

医生会对您进行体格检查，详细了解您的关节及全身情况，这对于确定手术方案很重要。

术前检查

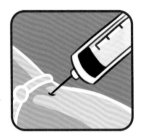

抽血化验

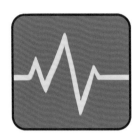

心电图

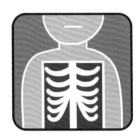

胸部 X 线片

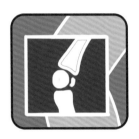

关节 X 线片

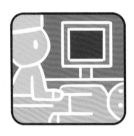

血管超声

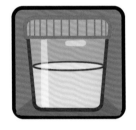

尿常规

入院后，还需要进行一系列术前检查，如有需要还会进行一些特殊检查，比如心脏彩超、冠脉 CTA、头部核磁共振等，经过全面评估后才能进行手术。

术前注意事项

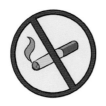 戒烟

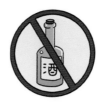 戒酒

我们是感冒病毒！

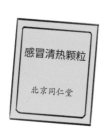 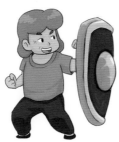 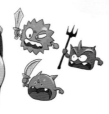

不要着凉、避免感冒

糖尿病、高血压患者有专门的饮食哦。

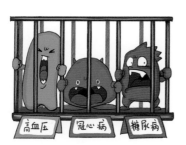

医生和护士会帮您调理好基础疾病

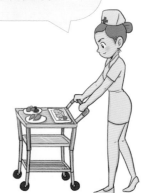

术前注意事项

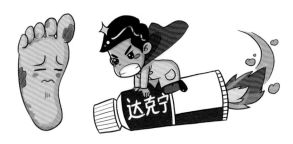

如果有脚气或蛀牙等，积极配合医生治疗，控制感染源。

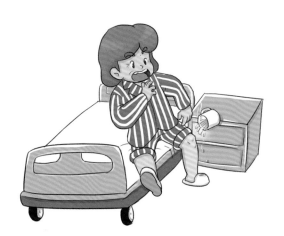

防止手术部位不小心烫伤

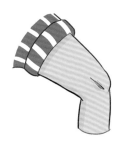

防止手术部位皮肤划伤

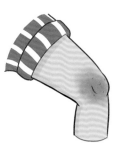

预防手术部位皮肤过敏

术前谈话

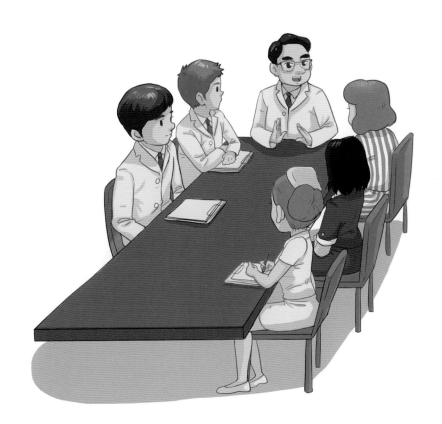

　　手术前，会进行术前谈话和签署相关医疗文书。医生会向患者和家属详细介绍手术相关的注意事项，也会简要介绍术后的康复流程。患者和家属可以利用术前谈话的机会和医生充分交流。

心理管理

　　美国医生特鲁多在一百多年前留下了永世流芳的一句话："有时去治愈，常常去帮助，总是去安慰。"患者刚来到医院住院，面对陌生的环境，再加上有的人害怕开刀，或多或少会产生一些紧张和焦虑的情绪。这时，医生和护士会用最专业的工作和最负责的态度让患者踏踏实实地放心，以应对手术。

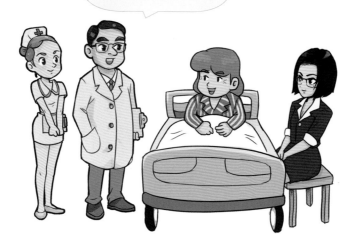

今天您感觉怎么样？

医生和护士每天都会查房，详细询问患者的感受

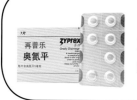

　　少数老年人在住院期间尤其是术后可能出现情绪亢奋、说胡话、时间感受错乱等，相关药物可以有效缓解上述症状。

疼痛管理

　　1995 年，美国疼痛学会主席 James Campell 教授提出将疼痛列为除脉搏、呼吸、体温、血压以外的"第五大生命体征"，并认为疼痛是手术患者最原始的恐惧之一。感受疼痛可以使我们趋利避害，但过度的疼痛却带来精神的痛苦，并且影响我们的活动。疼痛管理对于人工膝关节手术十分关键，直接影响术后关节功能恢复和患者满意度。有了预防镇痛、多模式镇痛、个体化镇痛的各种措施，人工膝关节手术正朝着"无痛病房"的理念迈进。

预防镇痛

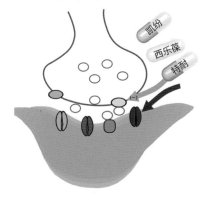

鸡尾酒镇痛

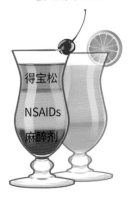

很多研究表明，手术创伤会造成痛觉敏化，而预防镇痛可以提高中枢神经系统的疼痛阈值，增强其它镇痛方式的效果。

镇痛药由多种药物调制而成，因此得名鸡尾酒镇痛。用于手术中软组织浸润注射或关节腔浸泡，效果很显著。

疼痛管理

神经阻滞

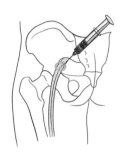

神经阻滞的原理是用麻醉药暂时阻断神经冲动的传导，从而起到镇痛的作用。

镇痛泵

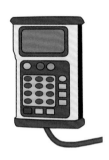

镇痛泵的好处是可以持续给药，还可以由患者自己控制，临时进行小剂量给药。

补救镇痛

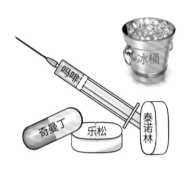

由于每个人的疼痛敏感度不同，有的患者感到疼痛时还可以进行个体化的补救镇痛。

专家有话说

　　良好的镇痛是快优康复的关键。镇痛效果好，就可以在术后早期开始进行康复训练。研究表明术后 24 小时内就开始康复训练可以使关节功能恢复更快。反之，如果镇痛效果不好，就会因疼痛而无法进行康复训练，从而影响手术效果。

血栓管理

　　高龄、长时间卧床、手术创伤等因素都会使发生深静脉血栓的风险增大。深静脉血栓形成后，可能会造成下肢肿痛，此时不能过多活动，从而会影响康复训练。一旦血栓的栓子脱落，还有可能引起肺栓塞。所以，预防深静脉血栓形成在快优康复中十分重要。

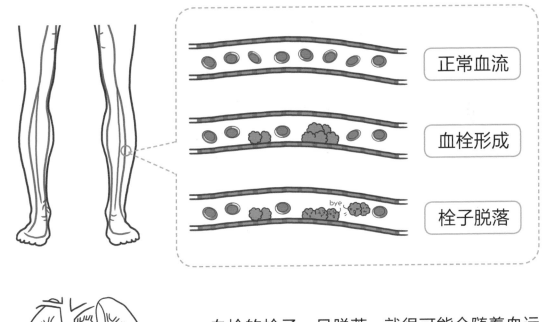

正常血流

血栓形成

栓子脱落

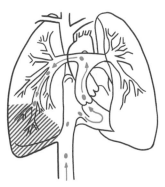

血栓的栓子一旦脱落，就很可能会随着血运回流到肺，堵在肺的血管里，造成胸痛和呼吸困难，甚至会危及生命。因此，一定要预防深静脉血栓的形成，从而防患于未然。

血栓管理

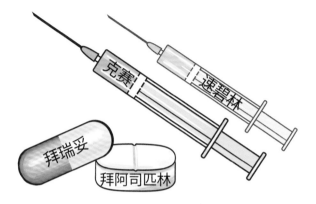

　　要想预防深静脉血栓形成，就要抑制凝血因子的生成。一般术后 12 小时就开始进行药物抗凝，根据情况可选用针剂或口服药物。抗凝要持续到人工髋关节术后 35 天左右，人工膝关节术后 2 周左右，这样，可以使深静脉血栓的发生率大大降低。

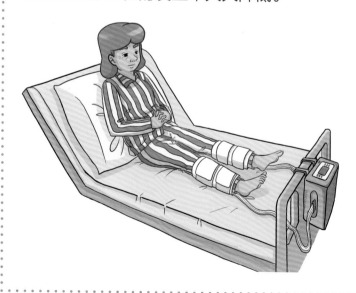

　　下肢间歇性加压气泵、弹力袜等对预防深静脉血栓也有好处。术后回到病房就可以开始使用加压气泵。

血液管理

　　人工关节术后的出血问题不容忽视，如果不加以干预，将会引起严重贫血，需要输血。贫血患者会感到身体虚弱，还有可能增高感染率，从而无法快优康复。如果术前血红蛋白低，那么术前就要立即开始进行贫血治疗，这一点对同期施行两个或以上人工关节手术的患者尤为重要。

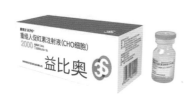

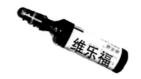

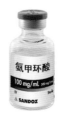

重组人促红素注射液用于治疗贫血，促进红细胞生成。研究显示，术前住院应用促红素 5~7 天，可产生相当 1 个单位红细胞的血量。

造血原料缺乏的缺铁性贫血是临床上最常见的贫血类型。蔗糖铁注射液用于治疗贫血，可以补充机体的造血原料，可使血红蛋白在短期内快速恢复。铁剂与促红素联合使用效果更优。

氨甲环酸可以用于术中静脉输注和局部浸泡，术后还可以静脉使用，可以显著减少出血，降低输血率。

胃肠道管理

　　术前 2 小时可适量饮用含糖的清亮液体（比如糖水、果汁等，有糖尿病则喝清水），不影响术后血糖及胰岛素敏感性，不增加麻醉风险。全身麻醉清醒后，开始进饮和进食，可以减少术后低钾血症的发生，加快肠道功能恢复，减少便秘，促进快优康复。

注意

- 麻醉前 6 小时禁食蛋白质类流质（牛奶、肉汤等就不能再喝了）。
- 麻醉前 4 小时禁食碳水化合物（稀饭、馒头等就不能再吃了）。
- 麻醉前 2 小时内禁饮任何液体。
- 采用全身麻醉者，清醒后先进饮、再进食。
- 采用细针腰麻或硬膜外麻醉者，返病房后可进饮和进食。

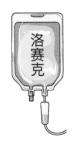

治疗胃部不适，预防和治疗应激性溃疡

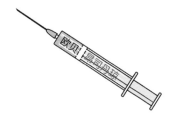

预防和治疗手术后的恶心呕吐

治疗便秘

睡眠管理

　　良好的睡眠在手术前和手术后都非常重要，睡眠的精细化管理过去往往被外科医生所忽视，因此，在快优康复指南中强调了睡眠管理的重要性。

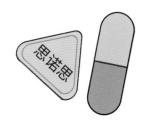

适用于偶发性失眠

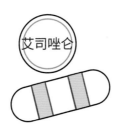

抗焦虑、抗失眠

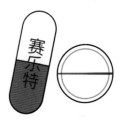

治疗抑郁症失眠

呼吸道管理

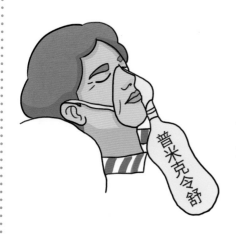

　　有的老年人肺功能降低，且常常咳嗽咳痰，手术后短期内咳痰无力容易引起呼吸道感染，甚至引发肺炎。术后适当使用雾化吸入可以化痰、降低气道的应激性，起到畅通呼吸道、预防肺部感染的作用。

抗感染管理

假体周围感染增加患者痛苦和经济负担，造成患者肢体功能障碍，甚至威胁生命。感染的危险因素包括肥胖、糖尿病、高血压、激素治疗、类风湿关节炎及切口周围和鼻腔细菌定植等。为了预防感染，应术前检查和治疗体内潜在感染灶，关注和处理皮肤黏膜破损，医务人员严格遵守无菌操作规范，预防性使用抗生素。对于浅部感染，早期、足量、足疗程、足规格使用抗生素治疗，往往可以获得较好效果。对于深部感染，及时进行清创等手术治疗。

应激反应管理

手术创伤可能给患者带来生理和心理的应激反应。生理性应激反应表现为交感神经兴奋、垂体和肾上腺皮质激素分泌增多、血糖升高、血压上升、心率加快和呼吸加速等。推荐适量使用糖皮质激素予以预防或治疗。医护人员向患者及其家属介绍手术方案和快优康复措施，达到良好沟通，有助于取得患者及家属的积极配合，也有助于减少患者的心理应激反应。听优美舒缓的音乐也有助于减少心理应激反应。

人工髋关节手术的适应证

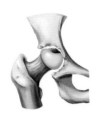

股骨头坏死

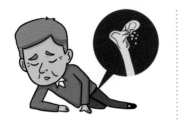

老年人股骨颈骨折

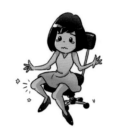

类风湿性关节炎

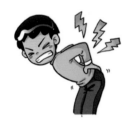

强直性脊柱炎

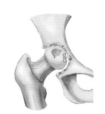

严重骨关节炎

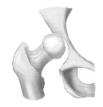

髋关节发育不良

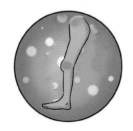

血友病性关节炎

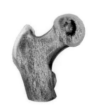

股骨头骨肿瘤

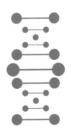

假性类风湿等罕见病

人工膝关节手术的适应证

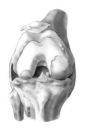

骨关节炎

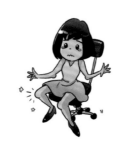

类风湿性关节炎

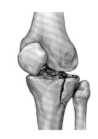

创伤性关节炎

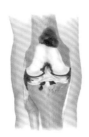

血友病性关节炎

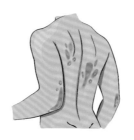

银屑病性关节炎

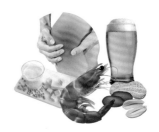

痛风性关节炎

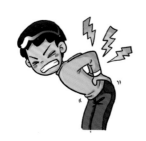

强直性脊柱炎造成的膝关节病变

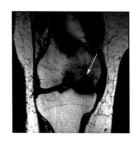

骨坏死

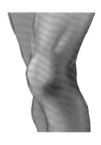

大骨节病

人工髋膝关节手术费用简介

人工关节是医疗器械中的高精尖产品，其制造材料和制造工艺的科技含量很高，再加上目前进口人工关节仍处于主流地位，因此髋、膝人工关节手术需要一笔不菲的费用。为了让广大患者朋友更加清晰地了解治疗费用，我们以北京协和医院为例，简要给大家介绍一下。需要指出的是，由于不同医院的收费标准和治疗习惯不尽相同，其治疗费用也可能有所不同。

一、人工髋、膝关节假体费用

人工髋、膝关节有不同的生产厂家，有进口也有国产的，一般说来国产的比进口的便宜 1~3 万。

人工髋关节根据摩擦界面的不同，分为陶瓷对陶瓷、金属对高交联聚乙烯、陶瓷对高交联聚乙烯等。总体来说，陶瓷对陶瓷的人工髋关节费用最贵，目前价格在 5~8 万元左右。其它摩擦界面的假体费用大概在 3~5 万左右。如果病情的复杂程度超过常规，可能需要使用价格更贵的组配式假体或定制假体。

人工膝关节的假体费用在 3~5 万元左右，如果畸形或骨缺损比较严重，可能需要加用垫块或使用特殊假体，费用会上升一些。

近年来，髋、膝人工关节发展出一种兼具金属和陶瓷特性的黑晶摩擦界面，其价格要稍高一些。总的来说，假体的选择需要主刀医生结合自身经验和患者的实际情况来进行，并与患者进行沟通，并非越贵的越好。

二、术前检查费用

人工髋、膝关节手术属于骨科大手术，除了进行手术部位的各种检查外，术前还需要较为详细的全身检查，包括血液化验、心电图、胸部X线、双下肢动脉和静脉超声等，高龄患者还包括超声心动图等，检查费用预计在 2000~3000 元不等。如果有心脏病史或其它特殊病史，可能还需要进行心肌核素显像、冠脉 CTA、头颅核磁共振等检查，产生一些额外的检查费。

三、麻醉及手术费用

目前国内对于麻醉及手术费用仍采用 90 年代标准。与国外相比，处于非常低廉的状态，所以在国内做手术的性价比是很高的。麻药费、麻醉费、手术费、缝合线的费用等手术室里的花费大概在 5000~8000 元。

四、术后治疗费

术后需要护理、心电监护、吸氧、补液、镇痛、抗血栓等治疗。术后住院时间 3~5 天左右，总共花费预计在五六千元左右。偶尔需要输血治疗，费用大约在几百到一千多元。

五、其它费用

冬暖夏凉的病房一年四季都适合术后康复，住宿费几十元一天，可以申请陪护加床。饭钱一顿大约在十几、二十元左右，可以送至床旁。

可以在病房请有经验的护工师傅帮忙照顾，需要另给费用。需要指出的是，少数患者身体条件较差，术后可能返 ICU 病房监护 1 天左右，则会增加开销 1~2 万元。

　　总体来说，如果患者身体条件较好，手术顺利，没有严重并发症发生，人工髋、膝关节手术的总费用约等于假体费用再加 2 万元左右。同样的假体，大医院由于手术量大和议价能力强，其材料费可能反而比小医院更低。如果病情需要，且经术前评估其身体条件可以耐受一期行双侧手术，那么可以节约一部分费用，也可以避免住两次院。需要注意的是，由于个体差异和手术的风险性，选择手术治疗最好有一定的资金准备，才能有备无患。

我的笔记

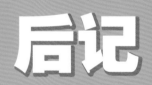

图示化膝关节炎自我评估表

为了帮助患者更好地观测和记录膝骨关节炎的症状变化和治疗效果，翁习生教授联合专家们制定了《图示化膝关节炎自我评估问卷》。患者朋友们可以用这个问卷来自我评分和记录，用数字来说明症状的轻重、症状的变化、治疗的效果等问题，从而方便医生更好地制定治疗方案。

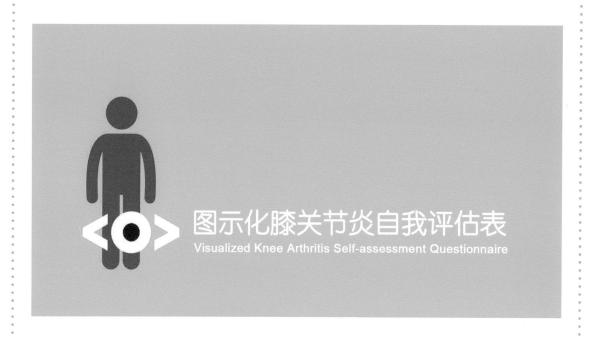

图示化膝关节炎自我评估表
Visualized Knee Arthritis Self-assessment Questionnaire

使用方法：根据当前情况或近一周的整体情况，在表中的每个症状后面记录下您的分数和日期。每周、每半个月或每月记录一次。上医院看病时把评估表交给医生查阅。

图示化膝关节炎自我评估表

启动痛

健康	0		轻度	1	2	3	中度	4	5	6	重度	7	8	9	10

   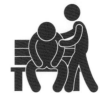

日期						
分数						

蹲起痛

健康	0		轻度	1	2	3	中度	4	5	6	重度	7	8	9	10

  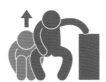 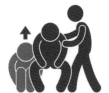

日期						
分数						

上下楼梯痛

| 健康 | 0 | | 轻度 | 1 | 2 | 3 | 中度 | 4 | 5 | 6 | 重度 | 7 | 8 | 9 | 10 |

日期							
分数							

做家务痛

| 健康 | 0 | | 轻度 | 1 | 2 | 3 | 中度 | 4 | 5 | 6 | 重度 | 7 | 8 | 9 | 10 |

日期							
分数							

142

静息痛

健康	0		轻度 1	2	3	中度 4	5	6	重度 7	8	9	10

日期							
分数							

关节肿胀程度

健康	0		轻度 1	2	3	中度 4	5	6	重度 7	8	9	10

日期							
分数							

局部皮温

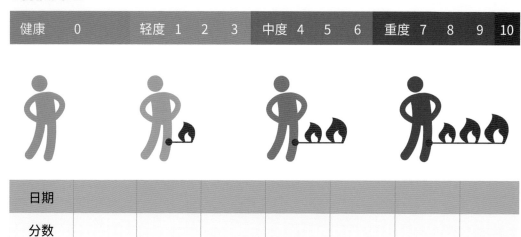

| | 健康 | 0 | | 轻度 | 1 | 2 | 3 | 中度 | 4 | 5 | 6 | 重度 | 7 | 8 | 9 | 10 |

日期						
分数						

晨僵时间

| | 健康 | 0 | | 轻度 | 1 | 2 | 3 | 中度 | 4 | 5 | 6 | 重度 | 7 | 8 | 9 | 10 |

日期						
分数						

一次性步行距离

健康	0	轻度 1	2	3	中度 4	5	6	重度 7	8	9	10

 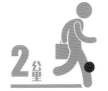 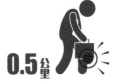

日期								
分数								

需要助行器械

健康	0	轻度 1	2	3	中度 4	5	6	重度 7	8	9	10

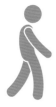

日期								
分数								

运动痛

健康	0	轻度	1	2	3	中度	4	5	6	重度	7	8	9	10

日期				
分数				

天气变化时疼痛

健康	0	轻度	1	2	3	中度	4	5	6	重度	7	8	9	10

日期				
分数				

关节畏寒

健康	0	轻度	1	2	3	中度	4	5	6	重度	7	8	9	10

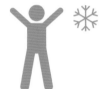

日期						
分数						

一次性站立时间

健康	0	轻度	1	2	3	中度	4	5	6	重度	7	8	9	10

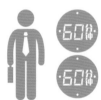 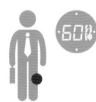   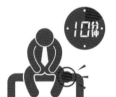

日期						
分数						

我的人工关节档案

我住院的医院是：

我的手术日期是：

我的主刀医生是：

我的手术部位是：

我的人工关节品牌和款式是：

人工髋关节型号

外杯：   内衬：

人工股骨头：   假体柄：

其它：

人工膝关节型号

股骨髁组件：   胫骨平台托：

垫片：   其它：

Tips

　　填写以上内容有助于您复查或接受后续治疗时医生快速了解相关情况。如果您不知道如何填写，可请您的管床大夫帮忙。